Docteur Marcel JOYEUX
de la Faculté de Médecine de l'Université de Nancy

Absence Congénitale du Rectum

Imprimerie L. Bertrand

51, Rue Saint-Georges — Nancy

—

1912

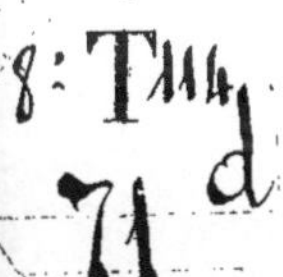

Docteur Marcel JOYEUX
de la Faculté de Médecine de l'Université de Nancy

Absence Congénitale du Rectum

Imprimerie L. Bertrand

51, Rue Saint-Georges — Nancy

—

1912

ABSENCE DU RECTUM

Anatomie

Le 30 décembre 1910 arrivait dans le service de M. le professeur Frœlich, un enfant de trente heures, dont le maillot n'avait pas été souillé de méconium. C'est ce fait qui avait attiré l'attention des parents et les avait poussé à consulter une sage-femme expérimentée, qui, examinant aussitôt le périnée, s'aperçut que le nouveau-né ne portait aucune trace d'anus. L'enfant, dès son arrivée, fut opéré par voie périnéale avec un plein succès puisqu'il survécut à l'intervention.

C'est cette opération qui nous donna l'idée de la thèse que nous présentons aujourd'hui sous le titre d' « absence du rectum chez les enfants ».

Bien que nous n'ayions l'intention de ne traiter dans notre thèse que ce qui concerne l'absence du rectum dans toute son étendue, il nous a semblé bon d'exposer en quelques mots les différentes sortes de malformations pouvant atteindre l'anus, le rectum, ou ces deux organes simultanément. Il nous paraît en effet difficile d'exposer isolément l'anatomie et l'embryologie de l'absence totale du rectum, puisque cette malformation coexiste le plus souvent avec l'atrésie anale.

L'atrésie du rectum peut tantôt s'associer à une absence de l'anus (atrésie anorectale), tantôt exister seule (atrésie rectale simple).

Dans le premier cas, la peau passe directement d'une fesse à l'autre sans former même de rainure interfessière, les deux régions fessières n'étant limitées que par le raphé médian, qui s'étend du scrotum au coccyx sans présenter la moindre dépression; quelquefois, cependant, ce raphé s'épaissit légèrement, semblant indiquer la place que l'anus devrait occuper normalement.

Dans le cas d'atrésie rectale simple, l'anus, le plus souvent, est bien conformé, et possède presque toujours un sphincter strié; l'infundibulum existe, sa cavité anale admet l'extrémité du doigt ou d'une sonde sur une longueur variant de un à trois centimètres. D'autre fois, au contraire, la dépression anale n'est qu'ébauchée; elle revêt alors la forme d'un pertuis peu profond, permettant l'introduction d'un stylet; nous donnerions volontiers à cette forme le nom d'atrésie rectale avec rétrécissement de l'anus. L'extrémité de ce pertuis peut être réunie à l'ampoule rectale par un cordon fibreux qui, lors de l'intervention, pourra aider le chirurgien dans la recherche de l'ampoule intestinale.

Les arrêts de développement du rectum peuvent s'étendre à un segment plus ou moins long; deux types sont surtout observés; dans l'un, l'absence du rectum n'est qué partielle, le cul-de-sac qui le termine descend dans l'excavation, contractant généralement des adhérences avec la vessie chez l'homme, la vessie, l'utérus ou le vagin chez la femme; dans l'autre, l'absence du rectum est totale. Dans ce cas, l'ampoule rectale s'arrête ordinairement au niveau de l'angle sacro-vertébral et y adhère par des tractus fibreux.

Lorsque le rectum est totalement absent, la vessie et le vagin, non soutenus en arrière, ont une grande tendance à se distendre vers le sacrum, avec lequel ils peuvent même contracter des adhérences. Ce fait a une grande importance, car il peut être cause, au moment de l'opération, d'accidents dont nous parlerons ultérieurement. L'utérus lui-même, repoussé par la vessie, se redresse et tend à basculer tout à fait; ce mouvement de renversement est d'autant plus facile que rien ne l'arrête en arrière.

Maintes fois, l'on a trouvé l'ampoule rectale rattachée au sacrum, à la vessie ou à l'utérus, par des cordons fibreux, circonstances qui expliquent les difficultés que le chirurgien peut éprouver pour mobiliser le bout intestinal qu'il veut attirer en bas pour le suturer au périnée.

Certains auteurs ont signalé dans le cas d'absence du rectum des déformations du petit bassin. Ces déformations, il est vrai, existent quelquefois. Elles consisteraient en un rapprochement des ischions, d'où rétrécissement du diamètre transverse du petit bassin. Le peu de constance de cette malformation ne nous permettra donc pas d'en tenir compte au point de vue diagnostic et d'après le rapprochement des tubérosités ischiatiques, nous n'oserions conclure, comme le font certains auteurs, à l'absence du rectum dans toute son étendue. On a également signalé l'atrophie du coccyx (1) et de la partie inférieure du sacrum (2).

Il nous reste à donner quelques indications sur les rapports de la séreuse péritonéale avec le rectum anormal.

« Quand le cul-de-sac rectal répond à la vessie ou à l'utérus, le péritoine, avant de se replier sur ces organes pour former les sinus recto-vésical ou recto-utérin, coiffe souvent le cul-de-sac terminal de l'intestin, de telle sorte que, dans la recherche du rectum oblitéré, les instruments peuvent très facilement intéresser la cavité péritonéale. Des accidents de cette nature ont été observés par Guersant, Edward et Curling. Dans un cas observé par Forget, le péritoine recouvrait le cordon fibreux qui faisait suite à l'intestin, et faillit être intéressé par le bistouri » (3).

Lorsque le rectum manque dans sa totalité et que l'extrémité terminale de l'intestin flotte librement dans l'abdomen, retenu seulement en arrière par un méso lâche et extensible, le péritoine se replie directement sur les organes génito-urinaires, qui, comme nous l'avons vu, prennent dans l'excavation la place que devrait occuper le rectum.

D'après ces détails anatomiques et vu l'ancienne susceptibilité du péritoine, l'on conçoit dès maintenant la répulsion des chirurgiens de la première moitié du siècle dernier pour les méthodes par voie périnéale, qui les expo-

---

(1) Roux. Thèse de Montpellier 1844.
(2) Goyrand. *Gazette médicale de Paris*, 1856.
(3) Follin et Duplay. Pathologie externe.

saient à blesser la séreuse abdominale et les organes du petit bassin, souvent interposés entre l'anus et l'ampoule intestinale.

Dans la grande majorité des cas de malformation rectale, l'intestin se termine par une dilatation ampullaire entièrement close, n'ayant avec les organes voisins que des rapports de contiguïté, ou n'ayant de commun avec eux que quelques brides péritonéales. Il n'en est pas toujours ainsi et nous avons pu constater plusieurs fois la communication de l'extrémité intestinale avec un organe du voisinage, vessie, urèthre ou vagin, etc. Cette communication peut être constituée, soit par une sorte d'anastomose naturelle de la vessie et de l'ampoule intestinale, étroitement accolées, soit par un long conduit fistuleux, allant s'ouvrir dans l'urèthre prostatique, ou dans l'urèthre membraneux.

Le plus souvent, les vices de conformation de l'anus et du rectum se rencontrent seuls; cependant ils peuvent coexister avec d'autres malformations atteignant l'intestin grêle, l'estomac, l'œsophage ou les uretères qui présentent une dilatation telle qu'ils peuvent, dans certaines circonstances, être pris pour l'intestin.

Disons tout de suite que ces malformations sont très exceptionnelles et que leur coexistence avec les atrésies anorectales rend le plus souvent toute intervention inefficace.

Embryologie

Il est presque impossible de comprendre clairement, et surtout d'interpréter les malformations anorectales, si l'on ne recourt à l'étude des phases successives du développement de cette région. En effet, toute malformation de ce genre constatée chez le nouveau-né s'explique par un des deux processus suivants : ou bien il y a un arrêt du développement, c'est-à-dire un stade embryologique normalement transitoire, qui s'est trouvé anormalement fixé, ou bien il y a perturbation dans l'ordre de succession normale des stades.

Il nous faut donc retracer rapidement l'organogénie normale de l'extrémité postérieure de l'embryon, de la région cloacale en particulier.

L'examen d'œufs humains très jeunes (12 jours) nous montre à ce sujet des détails intéressants.

Si nous pratiquons une coupe frontale immédiatement au-dessous de l'extrémité caudale, au niveau de la partie la plus postérieure de la ligne primitive, nous voyons qu'en cette région le mésoderme a complètement disparu sur la ligne médiane et que l'épaississement ectodermique de la ligne primitive est en rapport immédiat avec l'endoderme. Il en résulte la formation d'une membrane didermique : c'est la membrane cloacale de Tourneux, qui, dans la suite, formera la paroi superficielle de la cavité cloacale. Cette membrane s'épaissit bientôt considérablement, et l'ectoderme et l'endoderme, devenant indistincts, constituent une épaisse masse cellulaire qui prend dès lors le nom de bouchon cloacal.

A ce moment, les extrémités caudales et céphaliques de la tache embryonnaire sont encore sur le même axe antéro-postérieur; mais de suite commence l'inflexion de l'extrémité caudale qui s'incurve en bas et en avant, autour de la partie postérieure de la corde dorsale comme centre.

Dans cette région, la somatopleure, très épaissie, forme le bourrelet allantoïdien qui, en se développant de plus en plus, refoule en avant et latéralement la splanchnopleure; celle-ci, ainsi soulevée, délimite en avant la partie postérieure de l'intestin : cul-de-sac inférieur à l'intestin. Dès ce moment, ce dernier pousse un prolongement creux : l'allantoïde, aux dépens du bourrelet allantoïdien de la somatopleure.

Le mouvement de flexion en avant de l'extrémité caudale, mouvement qui s'opère, comme nous l'avons vu, autour de l'extrémité caudale de la corde dorsale, s'accentue de plus en plus, et la membrane cloacale qui formait tout d'abord la paroi postérieure du cul-de-sac inférieur, par suite de ce reploiement, devient antérieure.

Ainsi se trouve constitué, prolongeant l'axe du corps, un appendice caudal, qui contient dans son épaisseur toute la portion d'intestin située maintenant en arrière de la membrane cloacale ; on donne le nom d'intestin caudal (Kœlliker), ou postanal (Balfour) à cette partie du tractus intestinal qui, normalement, est appelée à disparaître. (*Fig. A*).

Nous avons déjà dit un mot de l'allantoïde; qu'il nous suffise, pour le moment, de savoir que ce bourgeon creux s'engage dans le bourrelet allantoïdien, et s'en coiffe, refoulant ainsi la cavité cœlomique. C'est alors un simple tube cylindrique, dont l'extrémité seule est renflée.

Au niveau de la membrane cloacale, l'intestin terminal présente une dilatation qui a reçu le nom de cloaque. Dans ce cloaque débouchent, à cette période, en avant l'allantoïde et sur les côtés, les extrémités caudales des canaux excréteurs du mésonéphos : canaux de Wolff (*Fig. B*).

Nous sommes arrivé au stade que présente un embryon humain de 4 millimètres, âgé de 25 jours environ.

A ce stade, que l'on pourrait appeler « stade indifférent du cloaque », en succède un autre d'une importance capitale. Pour en faire l'étude, nous nous adresserons à un embryon humain âgé de 30 à 35 jours, mesurant 8 à 12 millimètres.

Le cloaque primitif va se diviser en deux parties : l'une antérieure, ventrale, qui se rattache à l'allantoïde, et dans laquelle débouchent les canaux de Wolff (*Fig. C et D*); elle a été désignée dès 1830, par M. J. Muller, sous le nom de *Sinus urogénital*; l'autre, postérieure, dorsale, qui constituera la partie terminale du rectum; la lame intermédiaire commune aux deux cavités constitue le septum urorectal (HERTWIG).

La formation de ce septum est interprétée différemment par les auteurs.

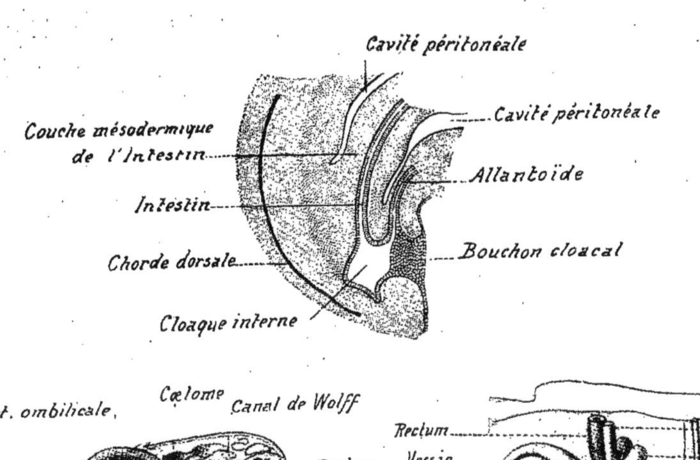

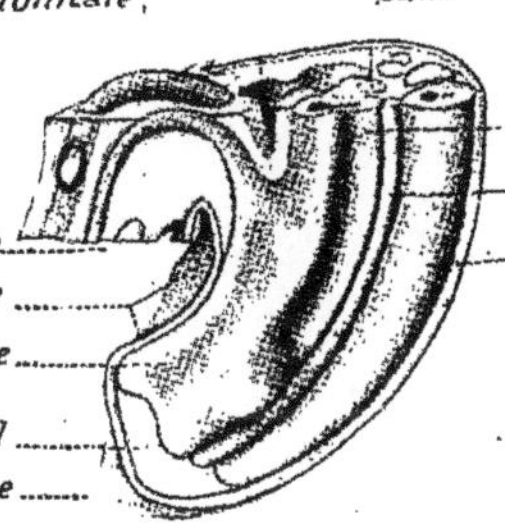

Cavité péritonéale
Cavité péritonéale
Couche mésodermique de l'Intestin
Allantoïde
Intestin
Chorde dorsale
Bouchon cloacal
Cloaque interne

Art. ombilicale
Cœlome
Canal de Wolff
Rectum
Chorde
Moelle
Allantoïde
Membrane cloacale
Cloaque
Intestin caudal
Queue
A

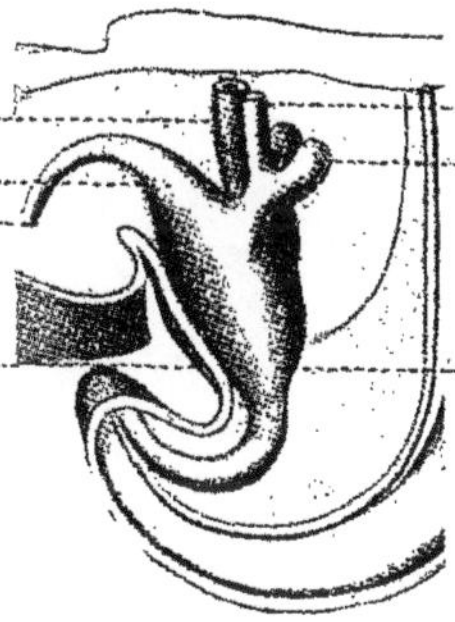

Rectum
Canal de Wolff
Vessie
Bourgeon rénal
Allantoïde
Membrane cloacale
Cloaque
B

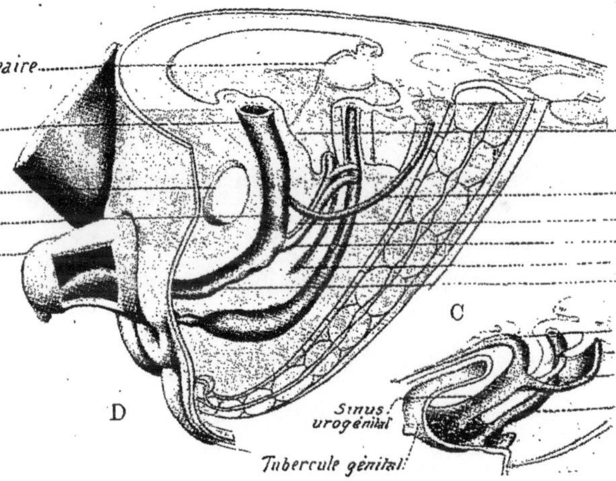

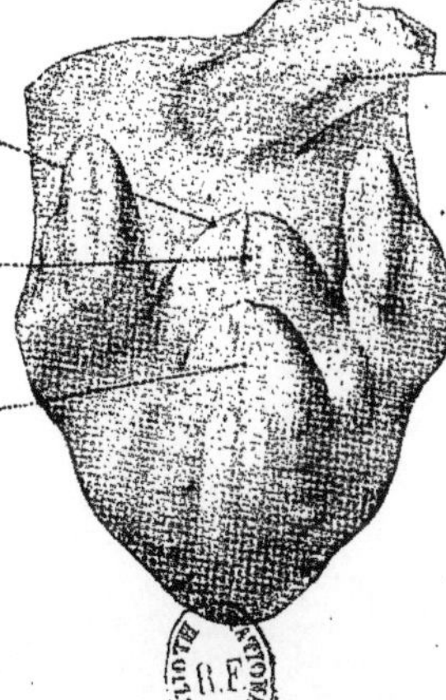

Ovaire
Vessie
Ligament rond
Symphise
Uretère
Urèthre
Canal de Müller
Canal de Wolff
Tubercule génital
Cœlome
Sinus urogénital
C
Allantoïde
Uretère
Canal de Wolff
Rectum
D
Sinus urogénital
Tubercule génital

Cordon ombilical
Tubercule génital
Membrane cloacale
Queue
Extrémité d'un embryon humain de 17 m/m d'après Kollmann

D'après Rathké, le cloisonnement s'opère de la façon suivante : Deux replis verticaux, replis de Rathké, se constituent sur les parois latérales du cloaque ; ces deux replis se rapprochent, puis se fusionnent sur la ligne médiane, produisant ainsi la séparation du cloaque primitif.

M. Retterer accepte cette interprétation, mais MM. les professeurs Tourneux et Fleichmann nient l'existence de ces replis. D'après ces auteurs, la cloison mésodermique interposée entre le canal allantoïdien et l'intestin (repli périnéal, éperon périnéal, septum de Douglas) ne reste pas limitée à la partie supérieure du cloaque, mais elle s'abaisse et finit par venir buter contre la membrane cloacale. Elle divise ainsi la cavité cloacale en deux cavités secondaires.

Il semble que la vérité soit entre ces deux opinions extrêmes (KEIBEL), les replis de Rathké et l'éperon périnéal concourant tous deux au cloisonnement du cloaque.

De ce cloisonnement, il résulte que le bouchon cloacal se trouve, lui aussi, divisé en deux parties distinctes : l'une, antérieure, qui obture le sinus urogénital (lame urogénitale) et l'autre, qui ferme le rectum, membrane anale.

Chez un embryon humain de 16 millimètres, le cloisonnement est achevé, le périnée est constitué.

Etudions maintenant la destinée de la lame urogénitale et de la membrane anale.

La lame urogénitale est très épaisse et s'accroît avec le développement du tubercule génital. « En se soulevant au niveau du bord supérieur de la lame (c'est-à-dire au pourtour de l'extrémité supérieure de son bord cutané), le tissu mésodermique du tubercule entraîne avec lui la portion attenante de la lame, qui se prolonge ainsi dans toute la longueur du tubercule, le long de sa face inférieure. Sur la coupe transversale du tubercule, cette portion antérieure de la lame urogénitale, figure une sorte de bourgeon rectiligne partant de l'ectoderme et s'enfermant à quelque distance dans le tissu mésodermique sousjacent » (1). La lame urogénitale se creuse alors d'une fente : fente urogénitale (embryon de 16 millimètres, de KEIBEL), faisant communiquer le sinus urogénital avec l'extérieur. Cette fente se prolonge à la face inférieure du tubercule génital par une gouttière creusée dans le bord inférieur de la lame urogénitale. Disons de suite que c'est aux dépens de cette gouttière urogénitale que se développent chez l'homme toute la partie spongieuse de l'urèthre et chez la femme la portion préuréthrale du vestibule jusqu'au clitoris.

La membrane anale, elle aussi, se modifie ; restant relativement mince, elle est bordée par une sorte de petit mur elliptique à grand axe transversal. Ce mur est constitué, en arrière, par un bourrelet transversal, saillant, appelé « bourrelet anal », et, en avant, par la saillie du repli périnéal. Il existe donc, à ce niveau, une véritable fossette (STÉEVA) : c'est le cloaque externe des Allemands.

La perforation de l'anus s'opère chez l'embryon de 25 millimètres ; au sein de la masse cellulaire du bouchon cloacal apparaissent des lacunes, d'abord petites et isolées, puis confluentes ; elles permettent ainsi la communication de l'intestin terminal, ou rectum, avec l'extérieur.

Aux dépens des éléments ectodermiques du bouchon, se

---

(1) TOURNEUR.

constitue la muqueuse anale, tandis que la zone cutanée lisse de l'anus se forme vraisemblablement aux dépens de l'ectoderme et de la face interne du bourrelet anal.

Retenons de cette description l'origine absolument distincte de l'anus et du rectum, la continuité normale de ces deux organes s'établissant par la perforation et la résorption de la lame cloacale.

Nous en avons fini avec l'étude embryologique de la région anorectale; il nous reste à compléter le développement ultérieur du sinus urogénital; nous le ferons d'ailleurs d'une façon extrêmement succincte, cette étude étant en rapport moins immédiat avec la compréhension du sujet qui nous occupe.

Nous nous sommes arrêté au stade de l'embryon humain de 14 millimètres; le sinus urogénital communique avec l'extérieur par la fente urogénitale; il se prolonge crânialement par le pellicule allantoïdien et il reçoit, à sa partie dorsale et vers son extrémité supérieure, la terminaison des canaux de Wolff; ces derniers, au niveau de leur abouchement dans le sinus, émettent deux bourgeons latéraux, les futures uretères, qui vont se développer en haut et en arrière (*Fig. C*). N'oublions pas qu'entre les deux canaux de Wolff se trouvent les canaux de Muller, accolés en canons de fusil dans leur portion terminale et débouchant dans le sinus urogénital à la même hauteur que les canaux de Wolff.

A partir de ce moment (embryon de 20 à 25 millimètres, âgé de 2 mois), les processus évolueront différemment dans le sexe mâle et dans le sexe femelle.

Dans le premier cas, les canaux de Muller s'atrophieront, formant, chez l'adulte, l'utricule prostatique.

Par suite d'inégalité de développement, l'orifice des canaux de Wolff, futurs canaux déférents et éjaculateurs, se trouve reporté plus bas que celui des uretères, et toute la portion du sinus urogénital comprise entre l'abouchement des uretères et des canaux de Wolff, donnera naissance à la vessie et à la première portion de l'urèthre prostatique.

Dans le sexe femelle, au contraire, les canaux de Muller, ébauche de l'utérus et du vagin, se développent beaucoup; leur abouchement dans le sinus urogénital se trouve reporté extrêmement bas. Entre l'orifice de l'uretère et celui des canaux de Muller, se forment la vessie et l'urètre féminin tout entier, le vestibule ou canal vulvaire se constituant aux dépens de la portion du sinus urogénital (conduit urogénital de Valentin), situé au-dessous des canaux de Muller.

Application des notions embryologiques
à la conception pathogénique
des malformations anorectales

L'anus et le rectum se développant d'une façon indé-
pendante, on conçoit qu'il pourra exister une malformation portant sur l'un de ces organes sans que l'autre en
soit atteint, ou portant sur les deux simultanément.

En ce qui concerne l'atrésie anale, nous savons que
l'anus se constitue aux dépens de la fossette ectodermique
(cloaque externe des Allemands), et aux dépens du bouchon anal, dont les éléments cellulaires subiront un travail de résorption. Si ce travail de canalisation par
résorption ne se fait pas ou subit des arrêts partiels, nous
aurons soit une imperforation anale simple, soit une ébauche de l'anus, représenté par un simple infundibulum.

« Dans le type le plus grave de malformation (absence
du rectum), il peut se faire que sur un point quelconque
de son trajet, le rectum subisse un arrêt total de développement, de sorte qu'il reste réduit aux dimensions très
exiguës d'un tube épithélial filiforme qu'il représente à
ce moment.

« Cette variété correspond aux faits qui sont signalés comme des absences de rectum : en réalité, ainsi que le démontrent des observations signalant l'existence d'un cordon joignant le cul-de-sac rectal à l'anus, il ne s'agit point là d'un véritable défaut de l'intestin au sens anatomique ; et l'on comprend bien qu'un tube épithélial filiforme, d'ailleurs étouffé dans les proliférations mésodermiques, échappe aux yeux. » (1).

L'on pourrait expliquer également l'absence du rectum par une rectite survenue au cours de la vie intra-utérine ayant pour résultat l'oblitération et l'atrophie consécutive de l'organe ; mais nous rejetons comme contraire aux données embryologiques l'opinion des auteurs qui tentent d'expliquer l'absence du rectum par un arrêt de développement de l'intestin caudal ou postanal, puisque celui-ci, comme nous l'avons démontré, disparaît toujours ; ce serait plutôt à une exagération du travail de régression de l'intestin caudal qu'il faudrait attribuer l'atrophie du rectum et sa réduction à un cordon fibreux.

Quant aux communications anormales réunissant le rectum à d'autres organes, elles nous sont expliquées par le mode de cloisonnement du cloaque. S'il se produit un arrêt au début de la descente de l'éperon périnéal ou du rapprochement des replis de Rathké, il y aura persistance de cloaque primitif. Si, au contraire, l'arrêt se produit à la fin du processus de cloisonnement ou seulement sur un point de la cloison en formation, il s'établira une fistule entre le rectum et la vessie, entre le rectum et l'utérus, entre le rectum et la partie haute du vagin.

----

(1) Forgue. Pathologie externe.

Quant aux causes directes de ces anomalies, elles sont peu connues. On a incriminé successivement les tares des parents, l'alcoolisme, la syphilis, la consanguinité, les maladies embryonnaires ou fœtales. Il est très difficile de se prononcer actuellement. Quant à l'influence de l'hérédité, il faut la rejeter pour la bonne raison que les enfants, comme le faisait remarquer M. Lobligeois dans sa thèse, meurent avant d'avoir pu se reproduire.

Nous n'avons trouvé qu'une observation où l'influence de l'hérédité ait été notée; cette observation, nous l'empruntons à la thèse de M. Lernon, n'ayant pu nous procurer le compte rendu de la séance du 25 mars 1885 de la Société de Médecine Berlinoise.

« M. Hadre présente deux petites filles, chez lesquelles l'anus est imperforé. Une particularité intéressante à noter, c'est que le père de l'une de ces enfants et la mère de l'autre enfant sont frère et sœur. Celle-ci a été atteinte de la même affection, pour laquelle elle a dû subir une opération. En 1860, elle accoucha d'un garçon qui n'avait également pas d'orifice anal, et qui mourut à la suite d'une opération faite par Van Langenbeck. Depuis lors, elle a encore mis un enfant au monde dans les mêmes conditions. Le frère de la seconde petite fille avait également l'anus imperforé. Voici donc six cas d'occlusion anale, soit partielle, soit complète, qui ont été observés sur deux familles ayant entre elles une parenté étroite » (1).

____

(1) Lernon. Thèse, p. 12.

Fréquences

L'absence du rectum chez les enfants est extrêmement rare ; il nous est impossible d'en indiquer exactement la fréquence, car les statistiques données par les auteurs qui se sont occupé de cette question, englobent toutes les malformations anorectales. De plus, comme le fait remarquer judicieusement M. le professeur Trélat, nous ne devons attacher que peu d'importance aux relevés des chirurgiens et surtout des chirurgiens d'hôpitaux. « On leur amène de tous les côtés les cas embarrassants et ils ne savent au juste à quel nombre de naissances correspondent ces cas ». Toutes les imperforations simples passent inaperçues et ne sont pas signalées ; quant aux cas difficiles et compliqués, on a une grande tendance à ne parler que de ceux traités avec succès.

Nous ne pouvons, pour donner une idée de la fréquence des vices de conformations anorectales, que reproduire les statistiques dressées par M. le professeur Giraldès :

« Les atrésies anorectales, nous dit-il, s'observent assez communément. En dix années, 31 enfants sont entrés dans cet hôpital pour imperforation de l'anus. Dans une seule année, j'ai opéré dix enfants atteints de ce vice de conformation, et, cette année, 3 seulement. Toutefois pour avoir une idée exacte sur ce point, il faut compter avec la pratique des autres médecins. Pendant quarante ans d'exercice à la Maternité de Paris, M. le professeur Moreau n'a vu que 4 cas d'atrésie. M. Couture (du Havre) n'en a rencontré que 3 sur 3.500 accouchements; Collins (de Dublin) un sur 16.654, et Bohré (de Vienne) deux sur 50.000 » (1).

En quatorze ans, du 1er juillet 1871 au 30 juin 1885, sur 20.600 naissances à la Maternité de Paris, M. le docteur Charles Lernon, dans sa thèse, n'a relevé que cinq cas d'imperforations anorectales, englobant, dans un relevé, toutes les atrésies, depuis l'oblitération simple de l'anus jusqu'à l'absence complète du rectum et du colon descendant. Dans sa thèse de doctorat, M. Jean Ducurus signale un cas sur 11.000 naissances.

On voit que les statistiques sont très variables suivant les auteurs; elles nous montrent cependant que les imperforations sont peu fréquentes et nous donnent une idée de la rareté de l'absence complète du rectum.

____

(1) GIRALDÈS. Maladies chirurgicales des enfants.

Fréquence relative dans les deux sexes

En ce qui concerne la fréquence relative dans les deux sexes, nous n'observons pas la même divergence d'opinions. Si quelques auteurs admettent que ces anomalies sont plus fréquentes chez les garçons que chez les filles, ou réciproquement, on s'aperçoit que la différence en faveur de l'un ou l'autre sexe est peu considérable, et, d'après les statistiques suivantes, nous sommes tenté d'admettre la manière de voir de M. le professeur Duplay.

« Ce qu'il y a, dit-il, de plus probable, d'après les données actuelles de la science, c'est que la différence de fréquence entre les deux sexes est presque inappréciable » (1).

M. Curling, sur 100 enfants imperforés, a compté 58 garçons ; M. Buisson a noté un résultat inverse : 53 filles et 47 garçons.

D'après la thèse de M. le docteur Lobligeois. : 37 filles et 29 garçons.

____

(1) *Traité élémentaire de Pathologie externe*, par E. FOLLIN et DUPLAY, T. VI, page 554.

M. le professeur Giraldès, qui aurait opéré, au cours de sa carrière, plus de cent cas d'imperforations, signale une différence marquée en faveur des garçons; il est d'un avis opposé à M. Sédillot, qui écrivait : « Les filles fournissent toujours le plus grand nombre d'anomalies monstrueuses et d'arrêts de développement. »

Symptomatologie — Diagnostic

La plupart du temps, les malformations anorectales sont décelées dès la naissance de l'enfant, le médecin ou la sage-femme examinant systématiquement le nouveau-né des pieds à la tête; il n'en est pas toujours ainsi, et malgré un examen attentif, un vice de conformation anorectale peut passer inaperçu.

Rien, en effet, ne révèle extérieurement l'imperforation du rectum, lorsque l'anus est parfaitement conformé. Ce qui attire alors l'attention de l'entourage de l'enfant, c'est l'absence de selles, l'enfant ne salit pas ses langes, il n'expulse pas de méconium; les parents, croyant le plus souvent à de la constipation, et mal conseillés, quelquefois même de leur propre chef, donnent un léger purgatif ou un lavement, dont l'évacuation immédiate et la non-efficacité ne sont pas sans les étonner.

C'est dans ces conditions que le médecin est consulté. Il lui est généralement facile de découvrir l'oblitération à l'aide du doigt ou de la sonde introduite dans l'anus. Il va de soi qu'un repli de muqueuse ne doit pas être confondu avec la membrane oblitérante. L'obstacle est donc découvert et explique l'absence du méconium et le léger ballonnement qui l'accompagne.

Il est rare de rencontrer d'autres signes d'obstruction intestinale à moins de négligence inexcusable des parents. C'est seulement dans ce cas qu'on se trouve en face du tableau dans lequel M. le professeur Giraldès nous décrit les autres symptômes provoqués par l'imperforation rectale :

« Les matières, d'une part, en s'accumulant dans la portion de l'intestin normal, d'autre part en se décomposant et produisant des gaz, ballonnent l'intestin, tendent les parois abdominales et gênent l'action du diaphragme. Il en résulte que la respiration s'exécutant mal, l'hématose ne s'opère plus, la peau, cyanosée, devient froide, les poumons, le cerveau, etc., se congestionnent... Le ventre est arrondi ; les anses intestinales se dessinent parfois, grâce à une distension considérable, distension qui, chez notre malade, portait principalement sur le tiers inférieur de l'intestin grêle, et lui donnait l'aspect du gros intestin » (1).

Il faut aussi noter les troubles digestifs, qui se montrent généralement de bonne heure. L'enfant prend mal le sein, crie, le rejette, puis surviennent les vomissements qui, tout d'abord composés de liquides ingérés, ne tardent pas à devenir bilieux puis méconiaux. Dans les cas d'atrésie rectale ou anale avec abouchement anormal, les signes d'obstruction intestinale peuvent faire quelquefois complètement défaut, le méconium arrivant à gagner l'extérieur en empruntant comme voie d'excrétion la vessie ou l'urèthre ; ils ne se produisent qu'ultérieurement si l'on

---

(1) Giraldès. Maladies chirurgicales des enfants, page 133.

et leur intensité dépend de la grandeur du canal de communication du rectum avec la vessie, le vagin ou l'urèthre.

L'atrésie anorectale ou rectale avec abouchement anormal, est généralement découverte au moment de la toilette de l'enfant : la verge, la fente préputiale chez le jeune garçon, la vulve, l'orifice uréthral chez la jeune fille étant toujours plus ou moins souillés de méconium; les urines elles-mêmes ont une teinte verte spéciale.

Dans la grande majorité des cas, il est donc facile de diagnostiquer une atrésie, mais où la difficulté se montre, c'est « lorsqu'il s'agit de reconnaître la variété que l'on a sous les yeux, de savoir si l'intestin s'arrête loin de l'anus ou dans son voisinage, s'il sera possible de l'atteindre, de l'amener au dehors, de rétablir, en un mot, les « voies naturelles »; autant de problèmes que l'on se pose et qu'il est difficile, sinon impossible de résoudre.

Le diagnostic, extrêmement pénible à établir d'une façon précise, heureusement n'a pas l'importance que lui donnaient les anciens chirurgiens, toujours hantés par la peur de la susceptibilité péritonéale; car la méthode opératoire diffère peu, quelle que soit la hauteur de l'ampoule intestinale.

Essayons d'établir les points pouvant servir de base à notre diagnostic :

A) *Atrésie rectale simple* (anus bien conformé)

Le diagnostic sera facile à établir si le doigt, introduit dans l'anus, sent l'ampoule rectale qui le repousse en bombant à chaque cri de l'enfant; mais, dans la plupart des cas, il y a une certaine épaisseur, qui sépare l'infundibulum anal de l'ampoule rectale et qui empêche toute modification de pression de se transmettre à l'extrémité digitale; quelquefois, cependant, le doigt ressent une légère impulsion; mais il lui est impossible de distinguer si cette impulsion est due aux tissus eux-mêmes, qui donnent une fausse sensation de fluctuation, ou à l'ampoule rectale, ou encore à la vessie qui, dans le cas d'absence du rectum, occupe, par distension de sa face postérieure, une grande partie de l'excavation, et s'interpose entre l'anus et l'extrémité intestinale.

b) *Atrésie anorectale* (pas d'anus)

Dans ce cas, nous rencontrons des difficultés encore plus grandes, et il est presque impossible de diagnostiquer à quelle hauteur siège l'ampoule intestinale lorsque le périnée n'éprouve aucun mouvement d'extension au moment des cris ou des efforts de l'enfant.

Nous ne pouvons, alors, avoir que des signes de probabilités. Rappelons, à ce sujet, ce que disait M. le professeur Giraldès.

« Toutes les fois que, chez un enfant imperforé, le périnée est arrondi, sans présenter aucune dépression, et quand l'espace qui sépare les tubérosités ischiatiques conserve sa distance normale ou même est élargi, on peut supposer que l'intestin atrésié descend assez bas dans le bassin et qu'il n'est pas très éloigné de l'extérieur; toutes les fois, au contraire, que le détroit inférieur du bassin est très resserré et que les tubérosités ischiatiques sont rapprochées, on peut *supposer*, avant toute autre exploration, que l'intestin est éloigné » (1).

Nous avons souligné intentionnellement le mot supposer, car ces signes ne sont que des signes de probabilité, et nous tenons à insister sur ce point, car le rapprochement des ischions est loin d'être un fait constant, alors même qu'il y a absence complète du rectum.

Généralement, ni la percussion, ni la palpation ne donnent de renseignements, l'ampoule rectale ou colique n'étant pas toujours remplie de méconium, mais très souvent de gaz, d'où matité ou sonorité suivant son contenu. De plus, l'intestin grêle, dilaté, s'oppose le plus souvent à l'efficacité de la percussion et de la palpation.

Nous ne parlerons que pour mémoire de la ponction exploratrice, que certains auteurs conseillaient jadis, lorsque, par le toucher, ils avaient perçu une sensation de fluctuation; nous rejetons sans discussion cette méthode aveugle, qui, non seulement ne peut donner aucun renseignement dans le cas d'absence du rectum, mais encore n'est pas dépourvue de danger.

M. Bouisson (thèse de concours, Paris 1851) recommande, pour constater la présence de l'ampoule intestinale dans le petit bassin, de pratiquer le cathétérisme et, quand on est arrivé dans la vessie, d'explorer transversalement la concavité sacrée. Ce moyen peut être essayé, mais nous estimons que, le plus souvent, c'est peine perdue, l'exploration sacrée par voie vésicale offrant de grandes difficultés et ne donnant que des résultats incertains.

------

(1) GIRALDÈS. Maladies chirurgicales des enfants.

C'est, à notre avis, fatiguer inutilement l'enfant et perdre un temps précieux que de s'efforcer de préciser un diagnostic qui ne modifiera en rien les procédés opératoires.

Lorsqu'il y a abouchement anormal, la situation de l'abouchement peut quelquefois faire prévoir le siège du bout terminal de l'intestin. L'intestin est très haut quand on a affaire à une communication recto-vésicale, tandis qu'il est, en général, près du périnée quand il y a communication recto-uréthrale.

En résumé, nous voyons que, dans la majorité des cas, il est extrêmement difficile de se rendre un compte exact de la situation de l'extrémité terminale de l'intestin, et nous croyons devoir citer *in extenso* la communication faite par M. Danyau (1), à la Société de Chirurgie, en 1850, communication qui montre les difficultés auxquelles on se heurte pour établir un diagnostic, qui était de la plus haute importance à une époque où l'on devait éviter à tout prix de toucher le péritoine.

« Un enfant, né à terme et bien conformé, n'avait pas encore eu d'évacuation vingt-quatre heures après la naissance. L'orifice inférieur du rectum était à l'état normal; mais à deux ou trois centimètres plus haut, cet intestin était oblitéré. Le doigt, introduit jusqu'à cet obstacle, ne sentait point, au-dessus, d'accumulation de méconium indiquée par tous les auteurs. Une sonde introduite dans la vessie me parut arriver sur le sacrum et le toucher par toute sa courbure; je crus qu'il y avait une lacune dans la continuité du rectum, et je n'osai ponc-

____

(1) *Bulletin de la Société de Chirurgie de Paris*, 1850.

tionner le cul-de-sac intestinal, dans la crainte de percer
la vessie. J'attendis au lendemain, et les tentatives inutiles que je fis pour découvrir la partie inférieure du rectum à l'aide d'incision dans le périnée et de pressions pra-
tiquées sur l'abdomen, me confirmèrent dans ma première
idée, et le cas fut regardé comme au-dessus des ressour-
ces de l'art. L'enfant mourut; l'oblitération du rectum
consistait en un simple diaphragme, au-dessus duquel il
n'y avait que gaz et une minime quantité de méconium. Ce
liquide était contenu en très grande abondance dans le
colon transverse ».

Traitement

Qu'il y ait absence totale ou partielle du rectum, il faut à tout prix, pour qu'il y ait possibilité de vie, permettre au méconium et aux matières fécales d'être expulsés à l'extérieur.

Plusieurs méthodes amènent à ce résultat : ou bien chercher à créer une voie d'évacuation au niveau du périnée, corriger, en un mot, l'erreur de la nature en rétablissant l'état normal des choses, ou bien permettre à l'organisme de se débarrasser des déchets alimentaires en créant une entérostomie, c'est-à-dire un abouchement de l'intestin à la paroi abdominale.

La première opération est celle qui vient naturellement à l'esprit, celle vers laquelle ont convergé les efforts de la chirurgie ancienne et moderne; c'est celle qui, malheureusement, avant l'ère antiseptique, donnait le plus de déboires. Aussi l'essaya-t-on de tout temps, mais si quelques difficultés se présentaient ou si l'ampoule intestinale n'apparaissait pas après quelques coups de bistouri, les chirurgiens abandonnaient trop facilement, hélas ! cette voie pour se rabattre sur la seconde méthode, méthode de l'anus artificiel, que l'on fit d'abord dans la région lombaire, d'après la méthode de Callisen,

Avant d'aborder la technique opératoire actuelle, nous passerons brièvement en revue les anciennes méthodes, et nous nous étendrons plus longuement sur les procédés modernes, en nous efforçant d'en faire ressortir les avantages.

Les anciennes Méthodes

Un grand nombre de procédés ont été employés pour le traitement de l'absence du rectum. Nous devons tout d'abord citer la méthode de la ponction avec le bistouri ou le trocart. Ce procédé, d'abord utilisé comme procédé explorateur, fut aussi employé comme méthode curative. Il consistait à enfoncer un gros trocart ou un bistouri dans la direction présumée du rectum ; une fois l'ampoule rectale perforée, on laissait le méconium s'écouler, et on se contentait d'élargir et de maintenir béante cette plaie artificielle.

Nous ne citerons que pour mémoire ce procédé, qui doit être complètement abandonné, vu les nombreux dangers qu'il fait courir aux malades, et le peu de succès qu'il donne aux chirurgiens.

Tout d'abord, c'est une méthode dangereuse parce qu'aveugle ; on risque, en effet, de léser tous les organes du petit bassin : vessie, conduit utéro-vaginal, qui, comme nous l'avons vu, occupent souvent l'excavation dans presque toute son étendue.

L'on peut aussi perforer le rectum de part en part, sans s'en apercevoir, ou, mieux encore, ouvrir l'ampoule intestinale qui, lorsqu'elle est libre, a une tendance, en se vidant, à remonter en continuant, au cours de son ascension, à déverser son contenu dans la cavité péritonéale. En admettant même que la fortune aidant, la pointe aveugle du bistouri ou du trocart arrive jusqu'à l'extrémité intestinale, la guérison est loin d'être assurée ; l'ouverture, continuellement en contact avec les matières septiques, s'infectant et s'oblitérant.

Cette méthode n'a donné que de très rares succès ; nous n'avons trouvé aucune guérison dans le cas d'absence complète du rectum, où il ne peut donner que déboires, et cela se conçoit facilement.

Nous rejetterons donc systématiquement cette méthode, qui n'a actuellement qu'un intérêt historique. Ses nombreux inconvénients avaient de tout temps frappé les anciens auteurs, qui l'employaient à défaut d'autres, ou qui reculaient devant la création désastreuse d'un anus artificiel.

C'est ainsi que nous extrayons le passage suivant d'un article de M. le docteur Goyrand, d'Aix (1), qui condamne cette méthode d'une façon absolue.

« C'est surtout quand l'anus existe qu'on est porté à opérer ainsi. Un coup de trocart ou de pointe de bistouri dans le fond de l'ampoule anale a une apparence de simplicité qui séduit ; c'est une opération qui n'entraîne presque pas d'effusion de sang, qui laisse intacte l'ouverture anale, dont la conformation est normale ; mais c'est là, suivant moi, une opération vicieuse, dans laquelle on est exposé à s'égarer, et qui dans les cas les moins malheu-

---

(1) *Gazette de Paris*, 26 septembre 1856.

réux ne donne encore qu'un résultat insuffisant et éphémère ». C'est pourquoi le docteur Goyrand recommande de travailler à ciel ouvert, avec le bistouri. « Je regrette, écrit-il, dans tous les cas où la situation du rectum est douteuse, la ponction, et je conseille l'incision. Dans celle-ci, l'œil suit l'action de l'instrument dans les parties superficielles et le doigt précède et dirige le bistouri, quand on arrive aux parties profondes, et l'on peut toujours donner à l'incision l'étendue nécessaire ». En un mot, l'auteur préconise l'opération faite la première fois par Amussat, en 1835, opération dont nous parlerons au chapitre suivant; mais il en restreint les indications en conseillant, si l'ampoule intestinale n'apparaît pas ou si elle est trop élevée pour permettre l'abaissement et la suture à l'incision cutanée, ou de se rabattre sur l'anus artificiel fait d'après la méthode de Callisen et de Littre, ou encore d'attendre quelque temps, espérant une descente naturelle de l'extrémité intestinale.

« Si l'état du petit malade, dit-il, n'est pas tellement grave qu'on ne puisse le laisser quelques heures encore sans évacuer le méconium, on doit suspendre l'opération.

« Il arrivera quelquefois alors que le rectum, poussé par le bas par les efforts auxquels l'enfant ne cesse de se livrer, ne trouvant plus de résistance du côté du plancher du bassin, viendra de lui-même faire saillie entre les bords de l'incision; rien de plus facile en ce cas. »

Cette descente accidentelle de l'ampoule rectale est tout à fait exceptionnelle, et il nous semble imprudent d'établir une méthode opératoire sur une observation unique, que nous reproduisons à la fin de ce chapitre.

La descente naturelle de l'extrémité intestinale ne se produira jamais lorsque l'ampoule terminale sera intra-péritonéale. Cette intervention en deux temps n'a donc pour elle que son ingéniosité; nous la rejetons et, dans le cas d'absence totale du rectum, il ne nous restera que le choix entre l'anus abdominal et la rectoplastie.

OBSERVAVION VIII de l'article de M. GOYRAND, d'Aix.
(*Gazette de Paris*, 1856).

J.-L. Petit raconte qu'un chirurgien n'ayant pu parvenir au rectum par une incision cruciale, qu'il avait pratiquée au périnée, abandonna l'enfant, et qu'un autre chirurgien, appelé trois heures après, fut fort étonné de trouver, au lieu d'une plaie, une tumeur noire, de la grosseur d'une prune de Damas, qui passait à travers l'incision qu'on avait faite et la cachait entièrement. Cette tumeur fut incisée et le méconium s'écoula ; cependant l'enfant mourut au bout de sept à huit jours, et, à l'autopsie, J.-L. Petit reconnut que la tumeur noire était formée par la partie postérieure du rectum qui, poussée par les matières fécales, dans les efforts que faisait l'enfant, s'était introduite avec elles dans l'incision, où elle trouvait moins de résistance que partout ailleurs. (*Mémoire de l'Académie royale de Chirurgie*, éd. in-4º, t. I, page 379).

Méthode de l'Anus artificiel

Nous nous contenterons, dans ce court chapitre, de citer les deux méthodes employées pour rétablir le cours des matières par un abouchement de l'intestin à la paroi abdominale; les procédés opératoires sont fixés d'une façon trop nette pour que nous osions toucher aux déscriptions magistrales; nous ne parlerons pas des indications de l'anus artificiel, nous réservant, dans un chapitre spécial, de faire la comparaison entre les différentes méthodes auxquelles le chirurgien peut avoir recours dans les cas d'absence complète du rectum et nous nous efforcerons, alors, d'en préciser les indications aussi nettement que nous le pourrons.

Deux méthodes se sont partagé, pendant longtemps, les préférences des médecins : la méthode lombaire, dite de Callisen, modifiée par Amussat, en 1839, et la méthode inguinale, proposée par Littre, en 1710, réellement créée par Duret, de Brest, et par l'Ecole marine.

La méthode de Callisen repose sur la possibilité d'ouvrir le colon lombaire gauche sans pénétrer dans le péritoine.

« On incise transversalement les parties molles, au milieu de l'espace qui sépare la dernière fausse côte de la

"

crête iliaque, de manière à ce que les parties moyennes de
la plaie répondent, à quelques millimètres en dehors de
la masse commune, aux sacro-lombaires et long dorsal. Là
se trouve le colon descendant, qu'on incise et qu'on fixe
par la suture à la peau. »

Telle est, en peu de mots, la méthode de Callisen, per-
fectionnée par Amussat, exposée par M. le docteur Goyrand, d'Aix. Cette méthode, comme l'auteur le reconnaît
lui-même, n'est pas à la portée de tous les praticiens;
d'une exécution beaucoup plus délicate que la méthode
iliaque, elle a, malgré, tout, été en faveur auprès de nombreux chirurgiens; leur préférence étant expliquée par ce
seul fait que l'on pouvait atteindre l'intestin sans léser le
péritoine.

Actuellement, tous les médecins rejettent cette méthode
et ne la connaissent qu'au point de vue historique. On aura
donc toujours recours à la méthode de Littré, dans les
rares cas où l'ouverture de l'intestin par voie abdominale
sera indiquée.

L'opération de Littré est extrêmement simple et peut
être exécutée sans études spéciales. Mais une question se
pose : faut-il faire l'anus artificiel dans la fosse iliaque
gauche ou droite ?

Nous n'osons solutionner catégoriquement la question,
qui a soulevé tant de discussions; nous nous contenterons
de dire seulement que si nous nous trouvions en face d'une
absence complète de rectum et absolument forcé d'abandonner la voie périnéale, nous chercherions à aborder
l'intestin à droite, évitant de cette façon les difficultés
que peuvent susciter les anomalies de l'anse sigmoïde ou

le non-développement du colon descendant, qui accompagne quelquefois l'atrésie anorectale (1).

Signalons aussi une cause d'erreur indiquée par M. Jeannel (2), et qui consiste à prendre pour le gros intestin l'uretère dilaté. C'est pour ce motif que M. le professeur Ombredanne préfère exécuter l'anus iliaque sur la ligne médiane. « L'anus iliaque, écrit-il, fait d'emblée dans la fosse iliaque gauche, sans laparotomie, ayant permis de bien voir, expose à ouvrir un uretère dilaté ayant acquis le volume du doigt, comme cela n'est pas rare chez les sujets présentant les malformations qui nous occupent » (3). Il nous semble qu'en procédant avec méthode et attention, l'on puisse éviter cette erreur et qu'il est inutile de modifier le procédé opératoire classique.

En résumé, le procédé de Callisen n'est plus à employer de nos jours, où les dangers de péritonite sont moins à craindre que jadis. On fera donc toujours l'anus iliaque de préférence dans la fosse iliaque droite; son exécution dans cette région est plus facile que dans la région lombaire, et, de plus, il a l'avantage d'être moins désagréable pour les malheureux affligés de cette infirmité, car il permet les soins de propreté si nécessaires dans ces conditions.

---

(1) Sur 100 autopsies de nouveau-nés, Curling a trouvé 85 fois l'S iliaque à gauche ; sur 150 cas, Giraldès l'a trouvé 114 fois à sa place normale.

(2) *Revue de Chirurgie*, 1887.

(3) OMBREDANNE. Pathologie externe ; poitrine et abdomen.

Recherche de l'Ampoule intestinale
par le Périnée. — Rectoplastie

Cette opération, proposée par Diffenbach, en 1822, et exécutée par Amussat, en 1835, consiste à rechercher l'ampoule intestinale par le périnée, en incisant méthodiquement les différents plans. Découverte, cette ampoule est abaissée et suturée à la peau. Ce procédé a le double avantage de permettre l'évacuation de l'intestin et le rétablissement fonctionnel de l'anus.

Dans les cas simples, l'extrémité terminale de l'intestin est trouvée à peu de distance, et l'exécution de la rectoplastie est relativement facile; mais nous nous sommes proposé d'examiner les cas difficiles, ceux dans lesquels l'ampoule se trouve haut placée et nécessite une ouverture de la cavité abdominale par défoncement du cul-de-sac de Douglas.

L'opération se fait en quatre temps :

1° Incision de la peau et du tissu cellulaire;

2° Déchirure du péritoine et abaissement de l'ampoule;

3° Fermeture de la cavité péritonéale;

4° Suture de l'intestin à la peau.

PREMIER TEMPS

Incision de la peau et du tissu cellulaire. — La meilleure ligne d'incision est antéro-postérieure. Médiane, elle s'étend depuis la fourchette ou la racine des bourses jusqu'au coccyx, qu'elle peut dépasser, sans inconvénient, de quelques centimètres. L'infundibulum anal, lorsqu'il existe, sera divisé en deux parties symétriques.

Les deux bords de la plaie seront reclinés et l'on respectera le plus possible l'intégrité des fibres musculaires antéro-postérieures du sphincter externe. Généralement, comme le fait remarquer M. le docteur Durand, de Lyon (1) : « les débridements latéraux sont inutiles, comme il est facile de s'en assurer sur de petits cadavres ». La peau incisée et les fibres musculaires du sphincter externe reclinées, on tombe au milieu de tissus graisseux. On poursuit le travail de perforation, en se servant le plus possible de la sonde cannelée pour dissocier les tissus, et de la pulpe du doigt. Il faut agir avec une extrême prudence et le plus possible sur la ligne médiane.

Dans les cas qui nous occupent, rien ne faisant prévoir de quel côté l'on doit poursuivre ses investigations pour arriver le plus rapidement possible sur l'ampoule intestinale, on évitera, avant tout, de s'égarer dans l'excavation, car l'on sait que le conduit utéro-vaginal chez la petite fille, la vessie chez le petit garçon, ont une grande tendance à se porter en arrière. C'est pourquoi, pour éviter de léser ces organes, est-il bon « d'introduire dans la vessie ou le vagin, comme le recommande M. le professeur

____

(1) DURAND, *Gazette des Hôpitaux*, 1894.

Frœlich, une sonde n° 10 ou 12 de la filière Charière, de façon à s'en servir comme point de repère » (1). Ce procédé aura encore l'avantage d'éviter de passer en arrière du rectum.

Gêné par un bassin petit et souvent rétréci, on avancera donc en se tenant aussi près que possible de la concavité sacrée. Si l'on trouve, par hasard, le cordon fibreux, reliquat, d'après certains auteurs, d'un rectum oblitéré par une rectite survenue au cours de la vie intra-utérine, on devra le suivre, car il mène le plus souvent sur l'intestin distendu par le méconium, mais il ne faut pas craindre d'abandonner ce fil conducteur pour peu qu'il conduise un peu en avant, car il est souvent adhérent à la paroi postérieure de la vessie. Du reste, le cordon fibreux manque le plus souvent, lorsque l'extrémité intestinale est intra-péritonéale. On n'a donc, pour se guider, que la concavité sacrée et la sonde vésicale ou vaginale.

Pour se donner un peu plus d'espace, nous estimons que la résection du coccyx, ou tout au moins sa luxation, est nécessaire. La résection du coccyx, comme l'a recommandé M. Verneuil, élargit le champ opératoire et permet de remonter plus haut à la recherche de l'intestin, tout en procédant plus méthodiquement.

Plus on avance, plus le travail devient difficile et plus il exige de prudence. Dans les cas complexes, même après un forage de six centimètres, l'intestin n'apparaît pas; « il ne faut pas cependant, comme le précepte en est encore aujourd'hui universellement donné, abandonner la partie et établir un anus iliaque. Il faut, au contraire,

_____

(1) Froelich. Etudes de chirurgie infantile.

continuer ce travail de mine, peu agréable, sans doute, pour les chirurgiens qui ont horreur de ces manipulations souterraines, perforer le péritoine et aller, à travers la perforation, à la recherche de l'extrémité inférieure du colon » (1). Suivant les conseils de M. le professeur Frœlich, nous éviterons donc de tomber dans l'erreur des chirurgiens qui se rabattent, après quelques coups de bistouri, sur l'anus artificiel, et, s'il le faut, nous nous attaquerons délibérément au péritoine, qui ne doit plus être pour nous un épouvantail.

DEUXIÈME TEMPS

Déchirure du péritoine et abaissement de l'ampoule. — La déchirure de la séreuse se fera avec l'extrémité de l'index, mais il sera quelquefois nécessaire d'amorcer la rupture du péritoine par un coup de ciseau ou la pointe du bistouri, celui-ci se décolant ou fuyant devant le doigt. On aura ainsi produit une boutonnière qui pourra être agrandie transversalement.

Par la brèche péritonéale, le doigt, enfoncé profondément dans la cavité de Douglas, reconnaît l'extrémité. intestinale sous la forme d'une tumeur arrondie, molle et fluctuante, qu'il isole le plus possible des tissus ambiants.

On fait alors pénétrer, de bas en haut, une longue pince, et l'on saisit entre ses mors l'ampoule qui, sous l'influence d'une légère traction, descend à travers la brèche péritonéale. Ce mouvement de descente de l'extrémité intesti-

---

(1) Etude de Chirurgie infantile, page 165, de M. le professeur FROELICH.

nale s'effectue en général assez facilement. Elle flotte, en effet, librement dans la cavité abdominale, retenue seulement par un mésocolon extensible et lâche, qui relie sa face postérieure à la colonne vertébrale. Il est bon de respecter, si possible, le mésocolon, sa section exposant à des hémorragies et pouvant priver l'extrémité de l'intestin de sa vascularisation naturelle.

TROISIÈME TEMPS

Fermeture de la cavité péritonéale. — Une fois l'ampoule abaissée, on ferme la brèche péritonéale. Les points de suture seront disposés en collerette (1), tout autour du rectum, et placés à peu de distance les uns des autres, de façon à produire une occlusion aussi complète que possible. On isole de cette façon la cavité abdominale et l'on met la séreuse péritonéale tout à fait à l'abri des infections opératoires. Nous attirons spécialement l'attention sur ce troisième temps, car lorsqu'on arrive à l'exécuter, on peut ouvrir sans aucun danger l'ampoule intestinale. Malheureusement, il n'est pas toujours possible de l'exécuter, la dilatation de l'extrémité colique par le méconium gênant l'abaissement suffisant et à plus forte raison l'exécution de la suture. Il faut alors, après avoir protégé le champ opératoire par des compresses, enfoncer un trocart, qui donne issue au méconium et aux gaz. « Ce temps, comme l'écrit M. le professeur Frœlich, dure toujours une demi-heure ou même davantage; ce répit a l'avantage de laisser reposer l'enfant. L'intestin vidé, on

____

(1) Docteur ROBERT. Thèse, Lyon 1896.

ferme l'orifice du trocart au moyen d'une pince à forcipressure » (1).

Si le trajet rectal a été souillé, on le déterge soigneusement par des solutions antiseptiques.

Ce coup de trocart est inévitable dans certains cas,
aussi ne peut-on le rejeter systématiquement, comme l'ont
fait certains auteurs au nom de l'aseptie; le champ opératoire est d'ailleurs protégé par des compresses et, de
plus, la flore microbienne est presque nulle dans les pre-
mières heures qui suivent la naissance.

QUATRIÈME TEMPS

Suture de l'intestin à la peau. — Nous supposons que
l'ampoule soit attirée jusqu'à la surface cutanée et vidée
de son contenu. Il reste alors à la suturer à la peau, en
ne traversant évidemment que la couche externe de l'intestin; quelques points de suture ferment l'incision cutanée en avant et en arrière de notre nouvel anus.

Il est nécessaire de réunir la muqueuse intestinale à la
peau et, s'il le faut, on fera quelques incisions libératri-
ces sur le pourtour de l'anus, qui se trouvera de ce fait
un peu invaginé. L'opérateur doit donc faire tous ses
efforts pour éviter toute solution de continuité entre l'intestin et la peau. La réunion de la muqueuse aux parois
cruentées exposerait inévitablement à un rétrécissement
contre lequel on aurait à lutter ultérieurement.

M. Vincent a préconisé un mode de suture en deux plans,
qui nous paraît offrir de grands avantages lorsqu'on peut

------

(1) Froelich. Etude sur les maladies des enfants.

l'exécuter; aussi ne voulons-nous pas le passer sous silence. On enlève, à la place qu'occupera le futur anus, deux languettes semi-lunaires; puis, après avoir attiré l'ampoule colique de telle façon que son extrémité dépasse la surface cutanée de quelques centimètres, on le suture, d'abord par un plan profond aux parois cruentées de la plaie périnéale, puis on établit superficiellement un deuxième plan de sutures réunissant aux bords cutanés les lèvres de l'incision muqueuse étalées « en rebord de chapeau ». « Ce procédé, écrit l'auteur, fait la part de l'ascension du rectum, qui se produit lorsque les fils se relâchent par ulcération des tissus si peu résistants chez les nouveau-nés. Le bordage muqueux persistant et l'ablation ovoïdale cutanée assurent la permanence du nouvel anus » (1).

Recommandé par M. Durand, de Lyon, le procédé de M. Vincent, s'il nous satisfait entièrement théoriquement, nous semble bien difficile à établir si l'ampoule intestinale est haut placée, car il exige l'emploi d'une plus grande surface de muqueuse et par conséquent une descente plus complète de l'organe à travers l'effraction périnéale.

Lorsque l'anus est bien conformé, ce qui est rare dans l'absence complète du rectum, le procédé opératoire reste le même, avec cette différence qu'on commencera par agrandir l'orifice anal à l'aide d'une incision antérieure et postérieure, de manière à se donner du jour dans la recherche de l'intestin, puis on incisera le fond du cul-de-sac anal.

La méthode que nous venons d'exposer est évidemment

____

(1) VINCENT. *Lyon Médical* 1887.

le procédé de choix; il permet une véritable restauration anorectale et fait du malade un être absolument normal, apte à prendre part à la vie sociale.

Il a donné d'ailleurs quelques beaux résultats entre des mains exercées, et il en aurait donné beaucoup plus encore si les chirurgiens, dans tous les cas d'absence du rectum dans sa totalité, eussent continué avec persévérance leur recherche, en rejetant systématiquement la méthode de l'anus iliaque.

C'est Stromeyer qui, le premier, conseilla en cas d'échec de défoncer le cul-de-sac périnéal. Son nom est resté, dans la chirurgie allemande, attaché à cette opération, bien qu'il n'ait jamais mis ses conseils à exécution.

L'opération de Stromeyer ne fut exécutée que trois fois à notre connaissance. La première fois par Leinsrinck, en 1872; la seconde fois, par Anders, en 1881; la troisième fois, enfin, par notre maître, M. le professeur Frœlich, de la Faculté de Nancy, qui, après l'avoir recommandée chaudement dans un travail intitulé : « Etude de chirurgie infantile », l'exécuta en France pour la première fois avec un plein succès, le 30 décembre 1910.

SERVICE DE M. LE PROFESSEUR WEISS

Absence du rectum. — Opération de Littre

Le 7 mai 1911, à dix heures du matin, est apporté, dans le service de M. le professeur Weiss, un nouveau-né porteur d'une imperforation anorectale.

C'est le quatrième enfant de parents bien portants, chez lesquels on ne relève aucune tare; frères absolument normaux. La grossesse n'a rien présenté de particulier ; accouchement facile. L'enfant, du sexe masculin, pèse 3 k. 500 ; il est plein de vie ; urines claires. Il est né la veille, à sept heures du matin, et ce n'est que vers six heures de l'après-midi que l'on s'est aperçu de sa difformité en voyant qu'il n'avait pas encore expulsé de méconium. Il est, en outre, porteur d'un pied-bot varuséquin.

Dès son arrivée, on explore la région périnéale, qui ne présente aucune trace d'anus. La peau est lisse, passe d'une région fessière à l'autre sans même se déprimer à l'endroit que l'anus devrait occuper normalement ; elle n'est animée d'aucun mouvement d'expansion pendant les efforts que fait l'enfant en criant. Il est donc probable que l'on se trouve en face d'une atrésie anorectale, et que l'ampoule intestinale est haut située. Les dimensions du bassin semblent normales.

M. le professeur Weiss décide de rechercher l'ampoule intestinale par voie périnéale. Chloroforme. L'enfant étant placé dans la position de la taille périnéale, on fait, sur le raphé, une incision antéro-postérieure, depuis la racine des bourses jusqu'au coccyx. On divise les tissus couche par couche, jusqu'à une profondeur de 3 à 4 centimètres, en se tenant le plus près possible du sacrum ; aucune ampoule intestinale n'apparait. Pour se donner plus de jour, on resèque le coccyx et l'on cesse de donner le chloroforme. L'enfant se met à crier. L'index explore alors les régions profondes, sans découvrir trace de rectum ; le toucher étant limité par une masse fluctuante qui occupe toute la concavité sacrée, et qui contracte, avec le sacrum, des adhérences. Le chloroforme est donné de nouveau, mais vu l'état précaire de l'enfant, vu l'impossibilité de pousser plus avant la recherche de l'ampoule intestinale par voie périnéale, M. le professeur Weiss décide de faire un anus artificiel, qui s'effectue, sans incident, dans la fosse iliaque gauche.

L'enfant, dès le lendemain, accepte le sein; il ne vomit pas, a des selles normales ; il augmente régulièrement de poids pendant les quatre premiers mois ; mais, depuis, il s'est peu accru, bien que son appétit soit bon et ses digestions excellentes.

Il ne pèse actuellement que 6 k. 800.

Absence du rectum avec atrésie anale, opérée par M. le Docteur Leisrinck, de Hambourg, d'après la méthode de Stromeyer. (*Deutsche Zeitschriff für Chirurgic*, t. I, page 59, année 1872).

. Le 23 octobre 1872, je suis appelé par un collègue pour examiner et opérer, avec lui, un enfant présentant une atrésie anale.

L'enfant est dans un état lamentable; ses traits sont tirés et expriment un sentiment d'angoisse; il présente une teinte subictérique, et est secoué de temps en temps de faibles mouvements de vomissements, amenant l'expulsion d'une matière jaunâtre. Il n'a rien pris depuis sa naissance, ou plutôt a rendu ce qu'on a essayé de lui faire absorber.

Le ventre est météorisé, ballonné; ses cuisses sont fortement fléchies sur l'abdomen.

A l'inspection du périnée, on remarque, à la place de l'anus, une simple dépression munie d'un sphincter et recouverte par de la peau de transition. Le doigt est arrêté au fond de cette dépression de 1/2 centimètre de profondeur par un obstacle résistant, qui n'est animé d'aucun mouvement d'expansion au moment des cris, ce qui fait présager un grand éloignement de l'ampoule intestinale.

Opération. — Après avoir vidé la vessie, je fis une incision par laquelle je pus introduire le petit doigt; mais je tombai sur un nouvel obstacle, que je sectionnai, mais ne trouvai aucune trace de rectum. En avant, je perçus la vessie, en arrière le sacrum, mais pas de rectum.

Suivant les conseils de Stromeyer, j'ouvris le péritoine dans sa partie la plus déclive. Par la brèche, j'introduisis mon petit doigt dans toute sa longueur et je sentis alors à 7 cm 1/2 de profondeur, l'intestin qui me semblait recouvert par une membrane mince, que je fis céder péniblement avec l'ongle. Mon doigt fut alors directement en contact avec l'intestin.

J'eus alors beaucoup de peine pour introduire le long de mon doigt un instrument, et pour abaisser l'intestin, gêné que j'étais par le peu de place. J'y arrivai cependant à l'aide de pinces, et je pus suturer l'intestin au niveau de l'anus. Ouverture de l'intestin et écoulement du méconium.

L'opération s'était effectuée sans perte de sang bien considérable. L'enfant, qui avait crié au début de l'opération, s'était montré, à la fin, tranquille.

L'intervention avait eu lieu à une heure de l'après-midi; à six heures l'enfant était calme, il avait même pu absorber quelques cuillerées de lait, qui n'avait pas provoqué de vomissements.

Suites de l'opération. (Résumé). — Le lendemain, l'état est satisfaisant. L'enfant a une figure reposée, mais le soir il est agité et le ventre est météorisé. On prescrit des cataplasmes chauds, et le lendemain il a repris sa bonne apparence, et a rendu beaucoup de méconium. A partir de ce moment, l'enfant est gai, il prend bien le sein, tète bien, selles normales.

Il est examiné 14 jours après l'opération, il a augmenté de poids, a bonne mine, digère bien,

Absence du rectum avec atrésie cruciale, opérée par M. le
Docteur ANDERS, d'après la méthode de Stromeyer. (*Archiv.
für Klinische Chirurgie Dr. B. von Langenbeck*, 1892,
page 551.)

Atrésie de l'anus et du rectum. Garçon, trois jours. Quand
l'enfant me fut apporté à l'hôpital, en vue d'une opération,
il était lamentable, son ventre était météorisé, ballonné, et
présentait une circulation collatérale très marquée. Il avait
tété le premier et le deuxième jour, mais, depuis vingt-quatre heures, les vomissements avaient mis un terme à
l'allaitement. L'anus est indiqué par une simple dépression
de la peau. Le doigt, appliqué contre cette dépression, ne
sent aucune impulsion qui pourrait faire prévoir la proximité du rectum.

Opération. — Incision antéro-postérieure depuis le scrotum
jusqu'au coccyx. L'incision est approfondie dans le tissu
cellulaire. Pour faciliter les recherches, le champ d'opération est tendu aussi fortement que possible, ce qui me
permet d'arriver à une profondeur notable, sans toutefois
trouver trace de rectum. A ce moment, la plaie a 7 centimètres de profondeur, et admet presque complètement mon
index, qui ne peut se rendre compte de la présence de l'intestin. En arrière, je sentais le promontoire ; en haut, la
membrane me séparant de la cavité abdominale, me paraissait peu résistante, je résolus alors de suivre les conseils de
Stromeyer et de perforer le péritoine. Avec l'aide d'une
pince de Cooper, je saisis avec beaucoup de précaution la
dernière membrane, qui n'était autre que le péritoine. Je le
perforai et agrandis la brèche, par laquelle mon doigt put
reconnaître l'intestin. A l'aide de mon index, j'arrivai péniblement à libérer et à isoler l'intestin, que je saisis avec des
pinces à coulisses. Je réussis à attirer, sans l'ouvrir, l'am-

poule colique jusqu'à la plaie extérieure, mais elle se déchira juste à ce moment, et une petite quantité de méconium s'écoula. J'ouvris alors complètement l'intestin, et je commençai les lavages à l'aide d'une sonde élastique. Le méconium s'écoule toujours par l'ouverture intestinale.

J'agrandis encore un peu l'incision cutanée, et j'attirai vers le bas l'intestin, que je maintins avec les pinces à coulisses. L'isolement et l'abaissement de l'intestin avaient duré pas mal de temps. A l'aide d'un réflecteur, j'éclairai le fond de la plaie ; mais je ne pus reconnaître grand'chose, gêné que j'étais par l'étroitesse de la plaie et le sang qui s'était écoulé abondamment. Je pratiquai alors la suture de l'intestin à la peau.

L'enfant semblait avoir supporté assez bien la pénible intervention. Je l'enveloppai d'ouate et le remis à sa mère. Le lendemain, l'abdomen était dégonflé ; l'enfant avait rendu beaucoup de méconium et avait tété deux fois. Le troisième jour, il est déprimé, mais s'alimente et a des selles normales. On lui donne un peu de vin fort, et son état général devient meilleur ; mais dans les jours suivants le ventre redevient ballonné ; un lavement boriqué est ordonné, et le météorisme cède. Depuis, tout s'améliore.

Le processus cicatriciel dura environ deux semaines, pendant lesquelles l'enfant augmente de poids.

Un mois après, il pèse le poids d'un enfant de son âge. Malheureusement, les parents quittèrent la résidence et je n'obtins plus aucune réponse à mes demandes de nouvelles.

(Traduit par le Docteur ALGAN).

**Absence du rectum, opérée par M. le professeur FRŒLICH:
Rectoplastie, aprés défoncement du cul-de-sac péritonéal.**

Le 30 décembre 1910, on amena à l'hôpital civil de Nancy,
dans le service de M. le professeur Frœlich, un enfant du
sexe masculin, àgé de 30 heures. Les parents sont vigou-
reúx, la mère a toujours été bien portante ; c'est un premier accouchement qui fut, d'ailleurs, assez facile. C'est un
petit garçon né cyanosé et avant terme (huit mois). Il est
bien constitué, bien que ne pesant que 2 k. 900. Le ventre
est ballonné, mais aucun vomissement ne s'est produit
depuis sa naissance.

L'anus est indiqué par une simple dépression qui admet
le petit doigt, mais ne lui transmet aucune impulsion,
malgré les efforts et les cris de l'enfant. Une absence
complète du rectum est donc probable.

M. le professeur Frœlich résolut d'aller, séance tenante,
à la recherche de l'ampoule rectale, et de la suturer aux
lèvres de la plaie tégumentaire. Une incision est faite le
long du raphé et s'étend depuis la racine des bourses jusqu'au coccyx, en passant au milieu de l'infundibulum anal.
Les fibres musculaires, à direction antéro-postérieure du
sphincter externe, apparaissent ; elles sont traversées, et
l'on tombe dans le tissu cellulaire lâche, qui est dissocié à
la sonde cannelée ; mais l'on ne trouve pas le cordon
fibreux, vestige du rectum disparu au cours de la vie
embryonnaire. Un sonde (nº 10) est alors enfoncée dans la
vessie ; elle est facilement sentie par l'index introduit au fond
de la plaie opératoire, mais on n'a, en aucun moment, par
le toucher, la sensation d'une impulsion rectale lors des
cris de l'enfant.

Le forage périnéal est repris avec une extrême prudence ;
à une profondeur de 4 centimètres, on tombe sur le cul-

de-sac péritoénal, qui, défoncé, laisse apparaître l'ampoule intestinale.

Après isolement, par déchirure de ses adhérences, l'extrémité intestinale est attirée au dehors, puis fixée à la peau de l'anus par une collerette de points de suture.

L'enfant supporta très bien l'intervention ; il accepta dès le lendemain le sein de sa mère ; les selles furent abondantes et normales. Malgré tout, il resta toujours petit et malingre, et mourut, à l'âge de sept mois, d'une gastro-entérite, provoquée par un sevrage trop précoce.

Méthode combinée de la Périnéotomie
et de la Laparotomie

Dans la grande généralité des cas, on arrivera à trouver et à ramener l'ampoule intestinale à la peau en suivant la voie périnéale, mais il n'en est pas toujours ainsi. Dans ces conditions, la majorité des opérateurs abandonnent cette voie et créent alors, en désespoir de cause, un anus iliaque, soit définitif, soit temporaire, espérant dans une opération ultérieure, ramener l'ampoule intestinale au périnée. « C'est là, écrit M. le professeur Frœlich, une éventualité sur laquelle il ne faut point compter. Si la découverte du rectum (et il est bien établi qu'il faut toujours et tout d'abord rechercher cet organe au périnée), a été impossible, il en sera de même plus tard. L'intervention sera encore bien plus difficile ; il faudra opérer dans des tissus cicatriciels ; de plus, l'intestin, fixé à la paroi abdominale, présentera un obstacle en plus pour la descente de l'ampoule vers le périnée, et la rendra même impossible. Mais ce sont là des considérations qui, presque toujours, n'auront plus à préoccuper le chirurgien, parce que, dans l'immense majorité des cas, l'enfant aura succombé avant que la question d'une seconde opération ait pu se poser ».

Lorsque toutes recherches par voie périnéale ont été vaines, quelques chirurgiens, plus osés, n'hésitent pas, si l'enfant ne paraît pas trop affaibli, à faire une laparotomie médiane ou iliaque, qui permet à l'opérateur de rechercher l'extrémité intestinale en sachant ce qu'il fait et où il va et sans risquer de léser les organes voisins. En somme, l'opération consiste à faire la laparotomie iliaque ou médiane, à aller à la recherche de l'ampoule colique et à l'abaisser à travers le cul-de-sac de Douglas, après l'avoir mobilisée autant que possible.

Quelques auteurs, parmi lesquels nous devons citer M. le professeur Delagenière, ont même préconisé la laparotomie d'emblée dans les cas où l'on soupçonne une absence complète de rectum. Nous n'hésiterions pas à recommander ce procédé, si l'on pouvait s'assurer à l'avance du siège de l'ampoule intestinale et prévoir l'échec par voie périnéale; on éviterait, en suivant les conseils de M. Delagenière, tout tâtonnement, ce qui réduirait presque à néant les pertes de sang, si préjudiciables à l'enfant. Mais le diagnostic du siège de l'extrémité intestinale étant impossible à faire, nous jugeons que ce serait folie de tenter une laparotomie pour se mettre à la recherche d'une ampoule rectale, qu'il aurait été facile d'atteindre directement par voie périnéale.

C'est le chirurgien Neil Macléod (de Shanghaï) qui, le premier, en 1880, a proposé la laparotomie lorsqu'on se heurte à trop de difficultés par voie basse. « Quand on fait l'opération ano-périnéale, dit-il, sans trouver l'intestin, pratiquer sur la ligne blanche, au-dessus de l'ombilic, une incision de longueur convenable. Introduire l'index gauche dans la cavité abdominale, examiner le colon des-

cendant et le rectum pour établir le siège et les rapports
du cul-de-sac supérieur, puis passer le même doigt dans
le bassin, en bas, sur la ligne médiane (derrière l'utérus
chez la jeune fille, derrière la vessie chez le jeune garçon)
et presser avec le bout du doigt sur le plancher pelvien.
Inciser sur le bout du doigt comme guide, ouvrant ainsi la
cavité péritonéale de bas en haut. Introduire l'index droit
dans le périnée; puis, guidé et aidé par le gauche, passer
l'index droit autour de l'intestin et l'amener en bas à travers la plaie périnéale. Suturer la plaie abdominale et
coudre l'intestin au périnée. Si le mésentère empêche le
colon de descendre, le diviser entre ligatures. » (1).

L'opération de M. Macléod tomba dans l'oubli jusqu'au
moment où Hadra, de Berlin, l'exécuta (1888). Ce chirurgien, malgré une incision périnéale poussée jusqu'à 5 ou
6 centimètres de profondeur, ne pouvant perforer de bas
en haut le péritoine pelvien, parce que celui-ci se décollait
sous le doigt en se dérobant devant lui sans se laisser
entamer, fit alors une incision dans la fosse iliaque gauche. Il reconnut ainsi facilement l'ampoule intestinale
qui, libérée, put être suturée à la peau, après avoir été
abaissée en empruntant la brèche faite de haut en bas dans
le Douglas. « L'enfant supporta très bien l'intervention,
mais il mourut étouffé, dit l'auteur, par le passage d'une
certaine quantité de lait dans le larynx. »

MM. Delagenière et Civel pratiquèrent, quelques années
après, la colostomie périnéale en s'aidant de la laparotomie. L'opération fut faite le 21 juillet 1891, sur un

---

(1) Macléod. *Art in Brisish medical Journal*, 1880. Extrait de la
Thèse du Docteur Guelpa, Montpellier 1902.

enfant de deux jours, sur lequel on avait déjà pratiqué sans succès l'opération par voie périnéale.

La voie abdominale a été suivie une troisième fois par Kehrer, de Heidelberg. Dans ces trois cas, les enfants ont succombé plus ou moins rapidement, non pas directement à l'intervention chirurgicale, mais à des causes diverses.

« Le premier succès opératoire a été apporté en 1896, à la Société de Chirurgie, par M. Chalot, professeur à la Faculté de Toulouse. Il s'agissait d'une petite fille de six jours, atteinte d'imperforation ano-rectale, chez laquelle l'intestin se terminait au niveau de l'articulation sacro-iliaque par une ampoule adhérant au fond de l'utérus. Après avoir fait une incision dans la fosse iliaque gauche comme pour une opération de Littre, M. Chalot attira au dehors l'ampoule rectale, la vida de son contenu par une petite incision, qu'il ferma avec un point de suture en bourse, en laissant aux deux extrémités du fil toute leur longueur. Il se servit ensuite de ce fil pour attirer dans la plaie périnéale l'extrémité de l'intestin et l'y fixa comme dans le procédé ordinaire d'anus périnéal. L'opération a été faite le 17 février 1896. A la date du 13 avril, l'enfant, dit M. Chalot, jouit d'une santé superbe. » (1).

Nous ne citerons que pour mémoire l'opération qui consiste à établir un anus sur le côté, puis à introduire dans l'orifice abdominal une grosse sonde destinée à pousser l'intestin vers le canal, que l'on aura préalablement creusé au périnée : « C'est là une opération aveugle, dan-

---

(1) KIRMISSON. Maladies chirurgicales d'origine congénitale, page 405.

gereuse et illogique; ses inconvénients sont assez évidents pour qu'il ne soit pas nécessaire d'insister » (1).

Tels sont les différents procédés anciens et nouveaux que le chirurgien peut employer dans l'espoir de rendre viables les nouveau-nés imperforés. Il nous reste maintenant à étudier les résultats obtenus jusqu'à ce jour par chacun d'eux.

Ces résultats nous permettront de nous rendre un compte exact des services que l'on peut en attendre à l'avenir, et ils nous autoriseront à indiquer quelle est, à notre avis, l'attitude que doit prendre un chirurgien en face d'un nouveau-né atteint d'une absence rectale.

OBSERVATION résumée de la communication de M. le professeur CHALOT, de Toulouse, à la *Société de Chirurgie de Paris*. — Séance du 15 avril 1896.

Il s'agit d'une fillette, J. L..., âgée de six jours, pesant seulement 2 k. 500, et présentant tous les signes d'une athrepsie des plus prononcées. L'enfant n'a pas rendu de méconium depuis sa naissance. Vomissements glaireux, ventre tendu, météorisé.

A l'examen du périnée, on remarque, à $1^{cm}{}^1/_2$ derrière la commissure postérieure de la vulve, un bourrelet circulaire et froncé, entourant une dépression uniforme tapissée de peau, et profonde de 1 centimètre et parfaitement close. C'est l'anus.

Quand on touche ce bourrelet, il semble animé de petits mouvements de constriction, qui paraissent déceler la pré-

---

(1) Docteur FRŒLICH. — Étude de Chirurgie infantile, page 168.

sence d'un sphincter ; mais le périnée n'est agité d'aucun bombement spécial.

Anesthésie à l'éther.

1° *Périnéotomie*. — Incision médiane, allant de la fourchette au sacrum et passant par le centre du cul-de-sac anal. Puis, se guidant sur l'index gauche introduit dans le vagin, plus ample que normalement, M. Chalot approfondit méthodiquement l'incision.

Rétropulsion du coccyx.

« Arrivé un peu au-dessus du sommet du sacrum, dit l'auteur, au fond de l'entonnoir cruenté, je constate que le bout de mon index gauche n'est séparé du sacrum que par la paroi postérieure du vagin, et je ne trouve là, soit sous les efforts de l'enfant qu'on laisse se réveiller un peu, soit sous la pression manuelle de l'hypogastre, aucune saillie rénitente ou fluctuante, qui indique la proximité de l'ampoule rectale. Devant ce résultat négatif, pour ne pas errer au hasard et pour avoir une solution rapide, nette, sûre, ainsi que j'en avais envisagé la nécessité éventuelle, je me décide à faire une laparotomie exploratrice, non pas médiane, mais oblique, latérale, c'est-à-dire pouvant servir à deux fins, suivant les données de l'exploration : à l'opération nouvelle ou à l'anus de Littre traditionnel.

« 2° *Laparotomie*. — La plaie périnéale ayant été bourrée de gaze iodoformée..., je fais, sur la partie inférieure gauche du bas-ventre, une incision de 5 centimètres, qui commence à un doigt au-dessus de l'épine gauche du pubis et monte en ligne courbe jusqu'à 2 centimètres en dedans et au-dessus de l'épine iliaque antéro-postérieure, du même côté ; cette incision est rapidement approfondie jusque dans la cavité péritonéale et les vaisseaux épigastriques coupés, chemin faisant, entre deux pinces à forcipressure.

« ... Derrière les annexes gauches, dans la fosse iliaque gauche, sur le bord interne du psoas, je découvre, sans peine, une ampoule rougeâtre, molle, fluctuante, longue de 10 centimètres environ, pyriforme, dont la grosse extrémité, parfaitement lisse, mobile, tournée en bas et en avant vers l'insertion de la trompe gauche, a le volume d'un gros œuf de poule. Cette ampoule flotte en quelque sorte sur un méso parfait qui affecte la forme d'un petit éventail ; le méso, toutefois, n'existe pas sur la partie inférieure et arrondie de l'ampoule, partie qui serait entièrement libre, si son fond n'était rattaché par un court cordon cellulo-vasculaire au flanc gauche de l'utérus, en arrière et au-dessous de la trompe.

« ...Au lieu de me contenter d'un anus iliaque, je poursuis mon idée de transplanter l'ampoule à la base de la plaie périnéale. Pour cela, je commence par le mobiliser en coupant, entre ligatures, un point d'attache juxta-utérin... Je perfore le cul-de-sac séreux sacro-vaginal et, tout aussitôt, je vois apparaître mon doigt au sommet de la plaie périnéale au devant du coccyx.

« Le chemin de l'ampoule étant ainsi tracé, comme cette ampoule est trop grosse pour passer à travers le plancher pelvien, je l'attire en dehors de l'abdomen et l'évacue, avec les précautions nécessaires, d'un coup de ciseau donné à son fond : il s'écoule environ 150 grammes d'un méconium épais, brun-verdâtre, très fétide. Je ferme la petite brèche par une ligature de soie fine, dont les deux chefs sont conservés, et l'aseptise soigneusement, au moyen du thermo. J'engage les deux chefs de ladite ligature dans le chas d'une aiguille de Deschamps ; celle-ci, à son tour, est conduite par la cavité pelvienne, le long de la face antérieure du sacrum, jusque dans la trouée recto-vaginale du cul-de-sac péritonéal, puis dans la plaie périnéale, pendant que le bout de l'index gauche, introduit de bas en haut dans cette dernière, sert à orienter l'aiguille de Deschamps au devant du coccyx ; manœuvre rapide et des plus faciles. Je saisis en bas les chefs, retire l'aiguille de Deschamps et, tirant sur le fil, je fais descendre dans le nouveau trajet l'ampoule colique, maintenant affaissée et devenue une sorte de bande...

« Je ferme entièrement la plaie abdominale, par trois étages de sutures, liant, chemin faisant, les bouts des vaisseaux épigastriques. Pansement iodoformé. Bandage de corps.

« *3° Fermeture de la plaie périnéale et abouchement du colon.* — Après avoir placé l'extrémité du colon iliaque de telle sorte que son milieu corresponde exactement au milieu entre les deux moitiés de l'anus divisé, je le fixe à la peau, des deux côtés, par une série de points au crin de Florence. Je fixe derrière l'extrémité colique, la partie de plaie périnéale, qui se prolonge sur le dos du coccyx. Je ferme ensuite la partie de cette plaie, qui s'étend de l'anus jusque dans l'entrée du vagin, reconstituant ainsi le périnée et la fourchette en une hauteur de 1 centimètre. Enfin, j'achève la fixation de l'intestin en avant et en arrière par quelques autres crins, et je supprime la ligature qui fermait jusqu'à présent son extrémité libre, afin de laisser ouvert le nouvel anus.

« Pansement iodoformé, que je maintiens par deux bandes croisées, épinglées en avant et en arrière au bandage de corps.

« Durée des deux opérations, y compris les sutures : une heure seulement. Perte de sang : à peine 20 grammes. »

Suites opératoires. — L'opération a été faite le 7 février 1896, et, le 13 avril, l'enfant jouissait d'une santé parfaite.

OBSERVATION publiée par M. Delagenière, de Tours.
Archives provinciales de Chirurgie, 1894.

Absence complète de rectum. — Tentatives infructueuses par le périnée. Anus périnéal artificiel par la laparotomie. Guérison opératoire. Décès ultérieur.

« Enfant de deux jours apporté à l'hôpital Trousseau, le 19 juillet 1891.

« On avait essayé. mais en vain, d'atteindre le cul-de-sac intestinal en passant par le périnée. Après une tentative d'une heure, où l'enfant perd beaucoup de sang, on renonce à trouver l'intestin.

« *Opération.* — Le 21 juillet, comme l'enfant, bien que vomissant des matières, paraissait cependant vigoureux, nous l'opérons avec l'aide et notre collègue et ami, M. le docteur Civel (de Brest). On fait une incision exploratrice, longue de 4 à 5 centimètres environ, et parallèle à l'arcade de Fallope gauche, dont elle est distante de deux travers de doigt environ. Par cette incision, on se rend difficilement compte de la situation du cul-de-sac intestinal inférieur, en raison de l'extrême distension des anses intestinales.

Sur un doigt laissé dans le petit bassin et déprimant le plancher pelvien, on prolonge l'incision périnéale faite deux jours auparavant et l'on arrive jusqu'au péritoine.

L'incision abdominale est agrandie. Dès lors, on peut se rendre un compte exact de la situation de l'intestin, dont le cul-de-sac terminal répond à l'articulation sacro-iliaque et est muni d'un pédicule long.

L'aide refoule alors fortement le cul-de-sac vers le plancher périnéal ; on le saisit avec deux pinces et on le ponctionne, après l'avoir attiré à la peau. On introduit alors une sonde cannelée dans l'orifice de la ponction ; l'incision est agrandie, et on place de suite un drain dans le rectum.

Les matières sortent en grande abondance. On suture alors les lèvres de l'incision intestinale à la peau environnante avivée. Le drain est maintenu dans le rectum par un crin de Florence.

Ceci fait, nous retournons à l'abdomen, et nous suturons la paroi ; drainage avec de la gaze salolée.

Suites. — L'opération a duré en tout une heure... L'état général s'améliore, il semblait hors de danger, lorsqu'il succomba, le neuvième jour, à une broncho-pneumonie, que l'on peut vraisemblablement rattacher au milieu où il se trouvait placé. Il y avait en effet dans la famille une épidémie de rougeole compliquée.

Autopsie — A l'autopsie, les adhérences entre l'intestin, attiré en bas, et le canal artificiel où on l'a placé sont complètement établies, sans qu'il y ait pour cela diminution appréciable du calibre intestinal ; il n'y a pas de trace de péritonite.

La guérison était donc complète au point de vue opération.

Quant aux poumons, ils étaient le siège d'une congestion généralisée.

OBSERVATION (H. Delagenière).

Absence complète du rectum. — Anus périnéal par la laparotomie. Mort.

Le 24 juin 1893, un enfant, atteint d'imperforation de l'anus, est adressé à mon frère par un de ses confrères, M. le docteur Roger.

L'anus a quelques plis radiés, mais ne présente pas le moindre cul-de-sac. L'enfant a de l'ictère ; le ventre est très distendu par des gaz. La circulation collatérale est très développée. Il n'a pris que de l'eau sucrée depuis sa naissance et n'a pas vomi.

Opération. — La laparotomie est faite sur le côté gauche, parallèlement à l'arcade crurale. L'incision est de 3 centimètres environ. On explore la cavité abdominale avec le doigt. On trouve un pédicule soutenant le rectum très distendu jusque vers la fosse iliaque. On fait une incision périnéale de 6 centimètres de profondeur. Le rectum est isolé et abaissé jusqu'au périnée. On l'ouvre et on le fixe au périnée.

La suture à la paroi abdominale est difficile, à cause du météorisme.

L'opération, faite sous le chloroforme, a duré trois quarts d'heure.

Suites. — L'enfant est emmené, après l'opération, par ses parents. Bien que remis du choc opératoire, il succombe cinq jours après, à une diarrhée verte que l'on peut, vraisemblablement, attribuer à l'emploi d'un biberon mal entretenu.

« A ne consulter que le résultat final, ajoute l'auteur, on serait en droit de repousser *a priori* le procédé opératoire que nous venons de recommander.

« Doit-on incriminer l'opération en elle-même ? Je ne le crois pas. En effet, l'enfant s'est toujours remis du choc opératoire et a pu vivre quelques jours encore. Notre premier malade était certainement sauvé, s'il avait été opéré au dehors d'un milieu hospitalier, infecté par la bronchopneumonie. Son poids commençait à augmenter ; il avait déjà repris une certaine vigueur, lorsqu'il fut atteint de l'affection pulmonaire qui l'emporta ». (1).

----

(1) *Archives Provinciales de Clinique*, 1894

Quant à l'autre cas, la mort, d'après l'auteur, serait surtout due à une auto-intoxication par rétention de matières fécales.

Les observations de M. Chalot et de M. Delagenière nous montrent que la méthode de la rectoplastie obtenue par périnéotomie et laparotomie n'est pas à rejeter systématiquement, on peut espérer d'elle quelques succès dans les cas où l'enfant est robuste et amené peu de temps après la naissance ; mais il nous semble que c'est imposer un bien gros choc opératoire à un enfant mal venant ou déprimé.

Résultats du Traitement des absences du Rectum
par les divers procédés chirurgicaux

Il est extrêmement difficile de dresser une statistique et d'interpréter celles parues jusqu'à ce jour; on ne publie, en effet, que les cas heureux, ou ceux offrant quelque intérêt; mais on laisse soigneusement de côté les opétations suivies d'insuccès.

Il ne suffit pas que la plaie opératoire soit cicatrisée pour qu'on ait le droit de chanter victoire; il faut suivre l'enfant pendant un certain temps et voir si aucune complication consécutive à l'opération ne vient mettre un terme à ses jours. Par contre, on doit ranger au nombre des succès les cas où le petit malade, absolument remis de l'intervention, meurt quelques mois après d'une maladie intercurrente n'ayant aucun rapport avec l'opération. Malheureusement, les auteurs ayant dressé des statistiques n'ont pas toujours tenu compte de ces causes d'erreur; c'est ainsi que nous voyons l'anus iliaque donner entre les mains de certains chirurgiens des résultats surprenants, quand, en réalité, la grande majorité des enfants ne dépassent pas la première année.

C'est pourquoi nous devons, en lisant les tableaux dressés jadis, avoir toujours dans l'esprit que tandis que les quelques opérations d'anus iliaque suivies d'un plein succès, connues de tous et publiées partout, grossissent le nombre des interventions efficaces, celles suivies de mort, plus discrètes, concourent, en étant ignorées, à fausser complètement l'idée que l'on peut se faire de cette intervention.

Nous croyons ne devoir indiquer que le dernier tableau de la thèse de M. Ducuron, qui réunit 29 cas de colostomie iliaque (1856 à 1888), et nous laisserons de côté les tableaux antérieurs, qui ne sont que la réunion de cas heureux soigneusement triés.

Le docteur Hardouin, dans sa thèse (Paris, 1908), en analysant les résultats relatés par M. Ducuron, arrive à faire descendre de beaucoup la statistique des succès, « à moins qu'il ne faille admettre comme guéris les malades que l'auteur reconnaît, par ailleurs, avoir succombé 6 mois, 5 mois et 35 jours après l'opération » (1).

Ce tabeau semble nous donner une idée exacte de ce que l'on peut attendre du procédé de l'anus iliaque. Nous constatons, sur 29 opérations, 27 morts, dont 23 dans le courant de la première semaine, 2 succès, dont un douteux, puisque l'enfant a été perdu de vue à partir de la cinquième semaine.

Nous sommes donc loin des 26 guérisons sur 74 cas, résultat global que donne M. Ducuron, en réunissant les observations du tableau précédent et celles recueillies avant 1865. Aussi sommes-nous tenté de nous ranger à l'opinion

____

(1) HARDOUIN. Thèse Paris, 1908.

Colostomie Iliaque

	Noms des Opérateurs	Années	Ages	Résultats
1 à 10	Guersant . . .	1856		10 morts au 3ᵉ et 4ᵉ jours.
11	Marjolin . . .	1862	1 jour	Mort au bout de 48 h.
12	Giraldès . . .	1862	»	Mort au 3ᵉ jour.
13	Dekio	1872	»	Mort le lendemain.
14	Giraldès . . .	1873	»	Mort quelques jours après.
15	Saint-Germain	1873	»	Mort au 22ᵉ jour.
16	Brœnlein . . .	1879	7 jours	Guérison.
17	Valbaum . . .	1880	1 jour	Mort 35 minutes après.
18	Macleod . . .	1880	»	Mort 9 heures après.
19	Elkington . . .	1887	3 jours	Mort 6 jours après.
20	Jeannel	1887	2 jours	Mort le lendemain.
21	Clutton	1877	»	Mort
22	Douvre	1879	1 jour	Mort le jour même.
23	Haynes	1884	4 jours	Survie de 11 mois.
24	Marchand . . .	1881	3 jours	Mort 2 jours après.
25	Lannelongue .	1884	5 jours	Vivait encore 5 sem après.
26	Lannelongue .	1884	52 heures	Mort 5 jours après.
27	Polaillon . . .	1877	56 heures	Mort.
28	Mac Cornac . .	1886	2 jours	Mort quelques jours après.
29	T. Piéchaud . .	1888	4 jours	Mort 40 jours après.

de M. le professeur Depaul : « La méthode de Littre, que
l'on vante tant, disait-il, n'offre que des succès très rares;
je n'en ai pas constaté depuis vingt ans que j'en cherche. »

Les résultats opératoires de nos jours ne sont pas, d'ailleurs, plus satisfaisants et les enfants opérés par le procédé de la colostomie iliaque ayant dépassé la première
année sont des raretés.

Quant à la rectoplastie, accompagnée ou non de laparotomie, faite dans le cas d'absence complète du rectum, il
nous est impossible de dresser une statistique, n'ayant
sous les yeux que quelques observations. Disons simple-
ment qu'elle a donné quelques résultats complets à des
mains expérimentées. On ne doit pas cependant se dissi-
muler que c'est une opération extrêmement grave et l'on
peut se donner une idée de la gravité de l'intervention en
jetant un coup d'œil sur une statistique englobant tous les
cas d'imperforations traités par la voie périnéale.

D'après un tableau d'Anders, sur 88 proctoplasties,
nous relevons 44 succès, 31 morts, 13 résultats inconnus.
Le nombre des succès nous paraît encore exagéré, les
enfants ayant été perdus de vue quelques jours après
l'opération.

Complications tardives chez les opérés

Nous avons vu, dans l'étude des statistiques, comment, en suivant les petits malades, on arrivait à se rendre un compte exact de la valeur des procédés opératoires. Nous avons constaté qu'un grand nombre succombaient dans la première année des suites immédiates de l'intervention; que ceux arrivant à l'âge adulte étaient l'exception. C'est qu'en effet, lorsqu'ils ont franchi la période critique, ils sont souvent, malgré toutes les précautions prises, emportés tantôt par l'athrepsie, tantôt par la diarrhée, tantôt par une affection pulmonaire quelconque, tantôt, enfin, par des phénomènes d'occlusion. Sur les 223 enfants opérés pour une malformation anorectale quelconque, suivis par M. Hardouin, 16 sont arrivés à l'adolescence et 13 seulement ont dépassé l'âge adulte, après avoir eu à triompher des complications auxquelles ils sont toujours exposés.

Ce sont ces complications sur lesquelles nous voulons attirer l'attention : rétrécissement, incontinence, prolapsus, telles sont, en effet, les complications fréquentes de l'anus iliaque et de l'anus périnéal.

RÉTRÉCISSEMENT

Le rétrécissement est une complication spéciale à l'intervention par voie périnéale; elle ne se produit jamais dans l'anus iliaque.

Tous les opérés par voie périnéale sont menacés; un très petit nombre y échappe et cela se comprend et s'explique facilement, étant donnée la propriété rétractrice du tissu inodulaire. Il ne nous semble pas nécessaire, pour expliquer la sténose, d'incriminer, comme certains auteurs l'ont fait, l'élongation plus ou moins grande qu'a dû subir le rectum avant d'être suturé à la peau; elle se produit de trois façons différentes :

1° Les bords de la plaie périnéale ont une tendance à se réunir par première intention; c'est ce qui se produit lorsque l'ampoule intestinale, ne pouvant être amenée jusqu'à la plaie cutanée, est suturée aux parois du puits opératoire, ou lorsque les points de suture, cédant ou arrachant les tissus si friables du nouveau-né, l'intestin perd tout contact avec les lèvres de la plaie tégumentaire.

2° La ligne de suture bourgeonne, en formant au niveau de l'interligne cutanéomuqueux, un anneau de tissu nouveau qui, par rétraction, tend à étrangler le nouveau rectum à son orifice. C'est pour éviter ce genre d'étranglement que M. Vincent (de Lyon), excisait « en rebord de chapeau » la muqueuse, qu'il fixait, comme nous l'avons vu, à la plaie cutanée, éloignée de l'axe intestinal, par l'ablation des deux languettes semi-lunaires.

3° Par suite du délabrement subi par les tissus au moment de la recherche de l'ampoule intestinale, il se fait autour du rectum un travail de cicatrisation, qui s'accompagne, comme toujours, de phénomènes de rétraction se manifestant tantôt sous la forme d'une simple bride, tantôt sous la forme d'un anneau cicatriciel de hauteur variable.

D'après la pathogénie des rétrécissements post-opératoires, l'on conçoit facilement la variété que peut présenter l'obstacle dans son siège, sa forme, ses dimensions. Siégeant soit au niveau de l'interligne cutanéomuqueux, soit à plusieurs centimètres de profondeur, la sténose nous apparaîtra, ou bien sous la forme d'un véritable étranglement annulaire d'épaisseur variable, ou bien sous la forme d'une simple bride semi-lunaire.

La seule arme que nous puissions opposer au développement des sténoses cicatricielles consiste dans la dilatation progressive et journalière, dilatation pratiquée au moyen du petit doigt par la mère, au moyen de bougies en gomme par le praticien.

Une intervention plus directe est nécessaire lorsque la dilatation ne suffit pas à vaincre un rétrécissement constitué; on s'adressera alors soit à l'électrolyse, soit à une opération sanglante.

INCONTINENCE

Si le rétrécissement est l'apanage de l'anus périnéal, l'on peut dire que l'incontinence l'est de l'anus iliaque; cela se conçoit facilement, car aucun anneau rétractile, ni intérieur ni extérieur, ne peut venir arrêter l'évacuation des matières fécales, qui s'écoulent librement au dehors.

L'incontinence, de règle dans l'anus iliaque, est l'exception dans l'anus périnéal; il se produit dans ce cas, soit par absence de fibres sphinctériennes, soit encore parce que l'opérateur s'est, par suite du peu de laxité de l'extrémité intestinale, trouvé dans l'obligation de reculer le siège de l'anus artificiel périnéal.

Pour remédier à cette infirmité, repoussante pour lui et son entourage, le malade est obligé de porter des plaques oblitérantes ou des bandages spéciaux; il arrive peut-être, par ces moyens, à masquer l'infirmité épouvantable dont il est porteur, mais il ne la supprime pas et nous nous rendons tellement compte des souffrances endurées par un être affligé d'un anus iliaque permanent, que nous restreindrons au maximum les indications de cette méthode, prêt à répéter la boutade de Saint-Germain :

« Je considère cette situation comme intolérable; je refuserais énergiquement de faire subir cette opération à un de mes enfants, et si j'avais, pour mon malheur, été victime d'une pareille intervention, je crois que je consacrerais mon existence à tirer vengeance du chirurgien qui m'aurait imposé une vie aussi misérable ».

PROLAPSUS

L'anus iliaque expose souvent le petit malade au prolapsus intestinal. On ne le trouve, hâtons-nous de le dire, que tout à fait exceptionnellement, à la suite d'intervention périnéale. La muqueuse de l'intestin, attirée au dehors au moment de la défécation, une fois engagée dans l'orifice extérieur, tend à entraîner les autres tuniques intestinales, provoquant le retournement de l'intestin. On voit alors paraître, au moment des efforts de l'enfant, une tumeur luisante et rouge, qui rentre d'abord naturellement, puis finit par devenir irréductible.

La date d'apparition du prolapsus, de même que ses dimensions, sont extrêmement variables; rare, comme nous l'avons dit, dans les interventions par voie périnéale, il est si fréquent dans l'anus créé au niveau des fosses iliaques que M. Baudeloque, en 1844, écrivait, à propos d'une petite opérée : « La muqueuse du colon a sa couleur normale, elle est renversée comme dans tous les cas d'anus contre nature ». Cette fréquence est facilement explicable par l'absence constante du sphincter dans l'anus iliaque.

« Dans ces conditions, la vie de ces petits malades devient intolérable; non seulement ils se trouvent sans cesse souillés par les matières qui s'écoulent librement, mais encore le contact des vêtements sur la muqueuse détermine une irritation perpétuelle. Il peut survenir, en outre, des complications septiques de toutes sortes » (1).

C'est pourquoi tout a été tenté pour remédier à cette complication; aujourd'hui, un seul procédé semble recommandable : c'est l'abouchement de l'extrémité intestinale au périnée et la suppression consécutive de l'anus iliaque. Cette méthode est recommandable parce que, seule, elle a donné quelques succès, malgré les grandes difficultés qu'offrent ces deux temps.

---

(1) Thèse du Docteur Elie Hardouin ; Paris, 1908.

1° Rétablir un anus périnéal n'est pas chose commode, car non seulement il est difficile de travailler au milieu d'un tissu cicatriciel scléreux, résultant de la restauration des dégâts causés par la première intervention par voie périnéale, mais encore on est gêné par le peu de laxité du bout terminal de l'intestin fixé à la paroi abdominale au niveau de l'anus iliaque.

2° La cure de l'anus iliaque ne s'obtient dans certains cas qu'au prix de bien des efforts, comme le montre l'observation de M. Lejars.

Dans ce cas, la cure de l'anus iliaque ne fut obtenue qu'après six interventions. Nous devons dire qu'on ne se heurte pas toujours à d'aussi grandes difficultés, comme le prouve l'observation de M. le professeur Kirmisson, qui réussit d'emblée une intervention de ce genre (1).

<hr>

M. E. KIRMISSON

Imperforation anorectale traitée par l'anus iliaque ; rétablissement de l'anus normal ; suppression de l'anus iliaque. — Guérison.

Le 26 mars dernier, en arrivant dans mon service, j'appris que la veille avait été admis un petit garçon de 4 jours, offrant les symptômes d'une imperforation anorectale. Chez lui l'anus existait, mais il se terminait par un infundibulum qui n'avait pas plus de 2 centimètres de

____

(1) *Bulletin de la Société de Chirurgie de Paris*, 1898.

profondeur. Un chirurgien du bureau central appelé, pratiqua, en haut et en arrièrre, un débridement au bistouri ; il pénétra ainsi à une profondeur de 3 centimètres environ, mais, ne rencontrant pas l'ampoule rectale, il se décida à pratiquer un anus iliaque.

Quand je le vis, le lendemain matin, l'enfant était en assez bon état ; il devait être nourri au sein par sa mère ; j'engageai donc le père à le reprendre, en lui indiquant les précautions nécessaires, et l'invitant à me le présenter de nouveau dans quelque temps, pour voir s'il ne serait pas possible de rétablir l'anus normal, en fermant l'ouverture iliaque.

Dès le 1er avril, l'enfant, âgé de 10 jours, m'est apporté par sa mère. Il est dans un état très précaire, amaigri, les traits tirés. Au niveau de l'anus iliaque, nous constatons un volumineux prolapsus, mesurant de 8 à 10 centimètres de longueur. Je cherche à me rendre compte de la situation réciproque des bouts supérieur et inférieur de l'intestin, mais il m'est impossible de faire pénétrer une sonde à quelque profondeur.

J'exerce ensuite des pressions sur le prolapsus, pour en obtenir la réduction ; mais l'enfant pousse des cris continuels et fait de violents efforts. Tout d'un coup, les adhérences péritonéales créées par l'opérateur se rompent ; la plus grande partie des anses de l'intestin grêle et une partie de l'S iliaque font issue au dehors.

La situation était singulièrement critique ; je fis immédiatement envelopper dans des compresses aseptiques les anses intestinales sorties de l'abdomen. L'enfant est porté sur la table d'opération et endormi par le chloroforme. Je commençai tout d'abord par pratiquer la réduction des anses intestinales faisant issue à travers la plaie. Ensuite, une sonde introduite dans l'orifice intestinal démontre que le prolapsus s'est fait aux dépens du bout inférieur ; poussée aussi loin que possible, cette sonde est facilement appréciable par la plaie périnéale. Dans ces conditions, l'orifice anal est débridé en arrière, jusqu'au coccyx. On aperçoit la sonde, coiffée du cul-de-sac rectal, faisant saillie dans la profondeur de la plaie. Rien n'est plus facile que de passer des fils à travers la paroi intestinale, de l'attirer par en bas et de la fixer dans la plaie périnéale par la suture. Dès lors, l'anus normal étant rétabli, on se met en devoir de fermer l'anus contre nature. Pour ce faire, l'S iliaque ayant été attiré et maintenu au dehors par des pinces hémostatiques, on fait, sur le pourtour de l'orifice intestinal et perpendiculairement à la direction longitudinale de l'intestin, deux plans de suture de Lembert. Un premier plan porte sur la paroi musculaire et la face externe de la muqueuse ; le deuxième plan est un plan de sutures séro-séreuses. Quelques gouttes de sang s'étant épanchées dans la cavité péritonéale, celle-ci est nettoyée avec des tampons montés sur une pince, qui ramènent de petits caillots. On termine par la suture de la paroi ; suture du péritoine au catgut, suture de la paroi musculo-aponévrotique à la soie, et de la peau au crin de Florence.

Les suites de l'opération ont été d'une bénignité parfaite ; immédiatement les matières ont passé par l'anus périnéal. Pas une goutte de matières n'a filtré à travers l'anus iliaque ; le seul incident à noter a été l'élimination de quelques fils de soie au niveau de la plaie de la fosse iliaque gauche. L'enfant, alimenté par sa mère, s'est normalement développé.

(Bulletin de la Société de Chirurgie, 1898, page 1.174).

Conduite à tenir en face d'une absence totale du Rectum

Nous avons décrit les différents procédés que le chirurgien a à sa disposition, et nous avons vu qu'ils se rédui-
saient à deux : anus périnéal, anus iliaque.

Dans le choix d'une de ces deux méthodes, l'état général
de l'enfant doit surtout être pris en considération. L'on
doit cependant s'efforcer de se faire une idée exacte de la
hauteur probable de l'ampoule intestinale. La chose,
hélas ! est le plus souvent impossible.

Si le diagnostic, à notre avis, n'est pas nécessaire en
ce qui concerne le choix de l'intervention, il est cependant
utile, car il est bon que le chirurgien expose la situation
aux parents avant de s'engager dans une opération d'une
telle gravité. L'ampoule intestinale ne pouvant être découverte, il se peut que l'on se voie obligé de se rabattre sur
l'anus iliaque. Il faut alors que les parents soient prévenus à l'avance de cette éventualité. « Lorsqu'on est obligé
de recourir à un anus iliaque, l'on doit prévenir la famille,
comme le recommande M. le professeur Tillaux dans ses
cliniques, mais il faut savoir plaider la cause de l'enfant.
Si l'on dit d'emblée à la famille qu'il s'agit pour toute la

vie d'une infirmité incurable, beaucoup de parents se refuseront à l'intervention. Ce n'est pas ainsi que les choses doivent être présentées. On leur fera comprendre que l'anus iliaque, si l'on est obligé de le faire, est un procédé d'attente, que l'enfant est trop faible pour supporter une longue intervention, que l'infirmité n'est pas forcément définitive, qu'elle peut être curable, qu'il est de l'intérêt de l'enfant de l'opérer; si on ne le fait pas, que sa mort est certaine et qu'elle n'arrivera qu'après de longues heures de souffrances, au milieu des affres des coliques du miserere » (1). Il faut leur dire : « Vous courez quelques risques de garder votre enfant infirme, mais si vous me refusez ce que je vous propose, non seulement vous condamnez irrévocablement votre enfant, mais encore vous le condamnez à une mort affreuse. »

On ajoutera aussi que l'on fera tout pour éviter cette infirmité et que l'on tentera l'impossible pour établir l'anus à sa place normale.

Les parents ainsi prévenus, le chirurgien a toute liberté pour intervenir, toute liberté dans le choix du procédé opératoire : anus périnéal ? anus iliaque ?

Dans tous les cas, le chirurgien doit, à notre avis, commencer par rechercher l'ampoule intestinale par voie périnéale ; l'état alarmant du malade, quand il commande une intervention très hâtive, est la seule contre-indication à cette règle. Ajoutons qu'il ne faut pas être trop pusillanime, car, en général, les enfants supportent très bien des opérations chirurgicales même graves, pourvu que l'on évite le plus possible toute perte de sang.

---

(1) BRAULT. *Gazette des Hôpitaux*, 1897.

Le chirurgien doit donc suivre la méthode périnéale; il sectionnera la peau, le tissu cellulaire sous-cutané et, avec constance, poursuivra son « travail de mine »; il creusera, continuera ses recherches avec la plus grande prudence; il reséquera le coccyx, s'il le faut, pour élargir le champ opératoire et ne se laissera rebuter par aucune difficulté.

Soupçonne-t-il une absence totale de rectum, il ne doit pas abandonner la partie, comme le recommandent la plupart des auteurs anciens et modernes; il faut, au contraire, redoubler de courage, d'attention et de prudence à la fois, car plus on avance, plus les dangers augmentent. On effondrera même, s'il le faut, le cul-de-sac péritonéal.

Il est des cas, cependant, où les dimensions trop restreintes du bassin, diminuées encore par le rapprochement des tubérosités ischiatiques, ne permettent pas de continuer la marche ascendante dans cette région, où un coup de bistouri hasardé peut avoir les plus graves conséquences.

Que faut-il faire alors ? On ne peut continuer à opérer à l'aveuglette. L'anus iliaque ? Pas encore; nous le déconseillons.

Pour peu que l'enfant offre encore quelque résistance, nous ferons la laparotomie, car nous n'avons pas le droit d'imposer une infirmité repoussante pour le malade et l'entourage, en échange de quelques jours d'existence.

L'anus iliaque, en effet, n'est pas une opération curative; ce n'est qu'une opération palliative, à laquelle chirurgien et parents ne se résignent que par découragement; « c'est un pis-aller, écrit M. le professeur Frœlich, une opération qui ne donne aucun résultat durable et conserve momentanément la vie aux enfants, pour les doter d'une infirmité repoussante qui, tôt ou tard d'ailleurs, les emportera ».

Faire un anus iliaque, c'est faire faire à la chirurgie un aveu d'impuissance; c'est imposer à un malheureux une existence affreuse, absolument intolérable; c'est abuser d'une autorisation arrachée à des parents affolés, qui maudiront bientôt et chirurgie et chirurgien, et tandis que ceux-ci crieront au succès, ceux-là, en secret, souhaiteront pour l'enfant qu'ils chérissent la mort libératrice.

C'est pour ces motifs que, suivant les conseils de M. le professeur Frœlich, nous réserverons la méthode de Littre aux cas très exceptionnels où il est absolument impossible de tenter la méthode périnéale associée ou non à la laparotomie.

« La conclusion que je voudrais tirer de ce travail est que, placé devant un cas d'atrésie anorectale, le chirurgien ne doit qu'avoir un seul but : rétablir l'état normal par la rectoplastie, dût-il, pour cela, perforer les culs-de-sacs péritonéaux ou pratiquer la laparotomie.

Malgré la gravité de ces interventions, les petits malades peuvent guérir radicalement, tandis qu'une intervention moins hardie, alors même qu'elle leur conserverait l'existence, ce qui n'est pas dans l'immense majorité des cas, n'en fera jamais des êtres capables de prendre part à la vie sociale ».

C'est ainsi que se termine le chapitre de M. le professeur Frœlich, intitulé : « Imperforation anorectale »; ce sera la conclusion de notre thèse.

CONCLUSIONS

En présence d'une imperforation anorectale, l'on doit
opérer le plus rapidement possible, sans attendre l'apparition de symptômes généraux, indices de stercorémie.
Remettre au lendemain l'intervention, serait très préjudi-
ciable au nouveau-né.

Dans la recherche de l'ampoule intestinale, le chirurgien
doit toujours suivre la voie périnéale ; il établira un tunnel
pelvien, en prenant comme point de repère le sacrum et
une bougie rigide introduite dans la vessie chez le petit
garçon, dans le vagin chez la petite fille. Il continuera
son « forage pelvien » jusqu'au péritoine, en réséquant,
s'il le faut, le coccyx pour se donner plus de jour. La
séreuse sera même perforée si, derrière elle, on sent une
anse intestinale. Cette anse sera saisie et, après abaissement, suturée à la peau. Le succès sera complet si l'on a
pu découvrir et abaisser l'ampoule terminale.

En cas d'échec, mieux vaut, suivant le conseil de
MM. Macléod, Delagenière et Chalot, faire une laparotomie, rechercher par cette voie l'extrémité intestinale et
l'abaisser jusqu'au siège normal de l'anus, plutôt que de

créer un anus iliaque, qui ne donne à l'enfant qu'une sur-
vie de courte durée.

La rectoplastie, accompagnée ou non de laparotomie,
est une opération dont la gravité ne doit pas être dissimu-
lée, mais c'est la seule qui puisse donner une guérison
radicale.

INDEX BIBLIOGRAPHIQUE

AMUSSAT. — *Bulletin général de Thérapeutique*, Paris, 1861.

ANDERS. — *Archiv. für Klinische Chirurgie von Langenbeck*, 1892.

ANNE. — Thèse de Paris, 1879.

AUDEBERT. — *Bulletin de la Société d'Anatomie et de Physiologie*, Bordeaux, 1895.

BARDINET. — *Gazette des Hôpitaux de Paris*, 1853.

BÉRANGER. — *Poitou Médical*, 1887.

BILHAUT. — *Annales de Chirurgie et d'Orthopédie*, Paris, 1901.

BOULOUMIÉ. — Thèse de Nancy, 1903.

BRAULT. — *Gazette des Hôpitaux*, 1897.

BROCA. — Notes de Chirurgie, Paris, 1892.

— *Revue générale Clinique et Thérapeutique*, Paris, 1904.

— *Revue pratique d'Obstétrique et de Pœdiatrie*, Paris, 1908.

BUTAUD (Jean). — Thèse de Paris, 1899-1900.

CASES. — *Bulletin général de Thérapeutique*, Paris, 1855.

CHALOT. — *Bulletin et Mémoires de la Société de Chirurgie de Paris*, 1896.

CHAMAYOU. — *Toulouse Médical*, 1900.

COUTY. — Thèse de Paris, 1889.

DELAGENIÈRE. — Association Française de Chirurgie. Paris, 1893.

DEPAUL. — *Bulletin Société d'Anat.* Paris, 1840, 1851, 1862.

— *Journal de Médecine pratique.* Paris, 1879.

DURAND. — *Gazette des Hôpitaux.* 1894.

DUCURON. — Thèse de Bordeaux, 1889-90.

ETIENNE. — Thèse de Nancy, 1890.

EUSTACHE (G.). — *Bulletin Société d'Obs.* Paris, 1903.

FOATA. — Thèse Lyon, 1900.

FOLLIN et DUPLAY. — Traité élémentaire de Pathol. Ext.

FORGUES. — Précis de Pathologie Externe.

FORGET. — *Bulletin de la Société de Chirurgie, de Paris*, 1863.
FRŒLICH. — Etude de Chirurgie Infantile.
GARIPUY et BERNY. — Conpte rendu Société d'Obs., de Gynéc.
et de Pœdiatrie de Paris, 1908.
GIRALDÈS. — Traité des Maladies Chirurgicales des Enfants.
GOYRAND. — *Gazette Médicale*, Paris, 1856.
GUELPA. — Thèse de Montpellier, 1901-1902.
HARDOUIN. — *Archiv. Gyn. de Chirurgie de Paris*, 1908.
HERTURG. — *Archiv. Anat. und Physiologie*, 1906.
JEANNEL. — *Revue de Chirurgie*, Paris, 1887.
JONDEAU. — *Revue mensuelle des Maladies de l'Enfance*,
Paris, 1891.
KEIBEL. — *Archiv. Anat. und Physiol.*, 1888.
KIRMISSON. — *Revue d'Orthopédie*, Paris, 1895.
— Traité des Maladies Chirurgicales d'origine congénitale,
1898.
— *Revue gén. de Clinique et de Thérapeutique*, Paris, 1904
LARDENNOIS. — *Union Médicale du Nord-Est*, Reims, 1900.
LARGEAU. — *Poitou Médical*, 1886.
LEJARS. — Traité de Chirurgie d'urgence, 1909.
LERNON. — Thèse de Paris, 1885-1886.
LOBLIGEOIS. — Thèse de Paris, 1856.
MACLÉOD. — *British Med. Journ.*, 1880.
MAITRE (Julien). — Thèse de Lyon, 1886-1887.
MOUCHET (A.). — *Médecin praticien*, Paris, 1908.
OMBREDANNE. — Pathologie Externe, Poitrine et Abdomen.
PASSEMARD. — Thèse de Montpellier, 1907.
REGNAT. — Thèse de Paris, 1904-1905.
RITTERER. — *Journal de l'Anatomie*, 1890.
— *Bulletin de la Société de Biologie*, 1890.
ROBERT (Jean). — Thèse de Lyon, 1895-1896.
ROUX. — Thèse de Montpellier, 1844.
REVILLAIN. — Thèse de Paris, 1879.
DE SAINT-GERMAIN. — *Bulletin de la Société de Médecine de
Paris*, 1873.
— *Revue mensuelle des maladies de l'Enfance*, 1888.
TULAT. — *Bulletin Soc. Chirurgie*, Paris, 1862.
TOURNEUX. — Précis d'Embryologie, 1898.
— *Journal d'Anatomie et de Physiologie*, 1888.
— Bibliographie anatomique, 1894.
VENOT. — *Revue mensuelle de Gynécologie, d'Obstétrique et
de Pœdiatrie de Bordeaux*, 1902.
VINCENT. — *Lyon Médical*, 1908.
VERNEUIL. — *Bulletin de la Société de Chirurgie*, 1873.

TABLE DES MATIÈRES